Jeff Johnson

Unfruchtbarkeits-Memoiren

3 Kinder ohne IVF trotz Unfruchtbarkeit

1. Auflage

Haftungsausschluss

Die folgenden Ereignisse beruhen größtenteils auf eigenen Erfahrungen. Dieses Buch ist kein medizinischer Ratgeber und soll auf keinen Fall einen Arzt ersetzen. Es werden größtenteils eigene Erfahrungen bestmöglich wiedergegeben. An manchen Stellen konnte ich leider nur Vermutungen anstellen, da es mir als Nicht-Arzt nicht möglich ist, eine wissenschaftliche Ausarbeitung darzustellen. An den Stellen, wo ich medizinisches Fachwissen angeführt und Statistiken dargestellt habe, verweise ich auf die Quellen. Auch können nicht alle Erfahrungen und Erfolge 1:1 auf andere übertragen werden. Es ist jedem Leser selbst überlassen, die gewonnenen Erkenntnisse zum besten Vorteil zu nutzen. Ferner erhebe ich keinen Anspruch auf Vollständigkeit; Kommentare und Vorschläge sind jederzeit willkommen.

Für meine 3 Töchter

Inhaltsverzeichnis

Vorwort

Dieses Buch beschreibt meine und natürlich auch die meiner Frau Anna, ganz persönlichen Erfahrungen mit einer Angelegenheit, die so alt ist, wie die Menschheit selbst, dem Kinderkriegen bzw. dem Wunsch danach.

Es wurde bewusst auf Wertungen oder übermäßige Kritik verzichtet, da dies weder in irgendeiner Weise nützen würde, noch gerechtfertigt wäre. Letztendlich sind wir alle selbst für unsere Handlungen und somit auch für mögliche Fehler verantwortlich. Ich versuche lediglich die Vorfälle so genau wie möglich wiederzugeben.

Auch verstehe ich mich nicht als medizinischer Fachmann, sondern beschreibe nur, was auf der langen Reise bis zum ersten Kind und danach bis zum zweiten und dritten Kind alles passiert ist. Auf die Namen der Kliniken und Ärzte wurde bewusst verzichtet, da ich deren Privatsphäre respektiere. Die Personen, die namentlich erwähnt wurden, wurden von mir im Vorfeld gefragt und haben ausdrücklich ihr Einverständnis erklärt.

Es geht mir vielmehr darum, den zahlreichen Paaren, die sich zurzeit mit dem gleichen Problem konfrontiert sehen, Hoffnung zu geben und sie zu ermuntern, nicht aufzugeben. Egal, wie ausweglos eine Situation anfangs erscheinen mag: Es gibt praktisch immer einen Weg, auch wenn es manchmal etwas dauern mag und sicher nicht immer einfach ist. Einige Dinge oder Methoden mag der eine oder andere Leser sicher anders sehen oder er hätte anders gehandelt. Ich möchte vielmehr Anregungen und, wenn möglich, Hilfestellungen geben. Welche Lektion der Leser aus diesem Büchlein zieht, überlasse ich jedem selbst. Daher ist dies auf keinen Fall ein medizinischer Ratgeber – das überlasse ich den wirklichen Fachleuten, sondern mehr eine Mischung aus Selbsthilfebuch, Biografie und erzählendem Sachbuch.

Im Laufe dieses Buches schreibe ich teilweise über mich bzw. meine Erfahrungen, manchmal über uns bzw. unsere Erfahrungen. Dies liegt daran, dass ich zwar dieses Buch geschrieben habe, aber die Erfahrungen natürlich uns beide betreffen. Schließlich kann selbst der stärkste und „beste" Mann auf keinen Fall alleine Kinder bekommen.

Die Handlungen und Ereignisse haben sich zum Großteil im Großraum Hamburg ereignet, sind aber sicher auf jede andere Stadt übertragbar. Die Ereignisse außerhalb dieser Region habe ich gesondert dargestellt, sie sind aber größtenteils nur am Rande von Bedeutung.

An den Stellen, an denen ich von Leser spreche, sind sowohl Männer als auch Frauen gemeint, ich schreibe hier nur aus Gründen der Vereinfachung Leser.

„Tu erst das Notwendige, dann das Mögliche, und plötzlich schaffst du das Unmögliche.“

(Franz von Assisi)

Einige allgemeine Fakten

Unfruchtbarkeit, sowohl beim Mann als auch bei der Frau, hat sich in den letzten Jahrzehnten in den westlichen Industrienationen zu einem nicht zu unterschätzenden Problem entwickelt. Sicher gab es das Problem schon sehr viel früher, vermutlich seitdem es Menschen gibt, aber seit einigen Jahrzehnten hat sich dieses Problem noch einmal verstärkt.

An dieser Stelle zitiere ich kurz das Berlin-Institut für Bevölkerung und Entwicklung: *„Entgegen dem immer noch verbreiteten Vorurteil, Unfruchtbarkeit betreffe allein Frauen, verteilen sich die körperlichen Ursachen etwa zu gleichen Teilen auf Männer wie auf Frauen, jeweils 30 bis 40 Prozent. In etwa 15 bis 30 Prozent der Fälle liegen kombinierte Ursachen bei beiden Partnern vor. Männliche Unfruchtbarkeit geht überwiegend auf schlechte Spermienqualität zurück: Im Erguss finden sich zu wenig Samenzellen, diese sind fehlgebildet oder nicht ausreichend beweglich. In selteneren Fällen liegt eine eingeschränkte Funktion der Hoden vor, beispielsweise infolge einer Mumps-Infektion während der Pubertät, oder die Samenleiter sind blockiert. “*

(Quelle: www.berlin-institut.org/online-handbuchdemografie/bevoelkerungsdynamik/auswirku ngen /ungewollte-kinderlosigkeit.html).

Solche schönen Sätze helfen Paaren, die gerne Kinder haben möchten, natürlich erst einmal gar nicht. Sie hören sich zwar toll an, aber bringen einen leider auch nicht wirklich weiter. Da dieses Buch aber von einem Mann geschrieben wurde, hier vorab der kurze Hinweis an die männlichen Leser: Gebt nicht gleich den Frauen die Schuld! Auch wenn das obige Zitat etwas trocken klingen mag, entspricht es doch der Wahrheit. Meine Erfahrung ist hier, dass die Probleme oftmals zu einem gewissen Anteil bei beiden Beteiligten zu suchen sind.

Natürlich gibt es sicherlich Fälle, wo eine Person, z. B. der Mann, nach einer Operation an der Prostata unfruchtbar geworden ist. Diese Personen können wahrscheinlich mit meinen Erfahrungen und Tipps praktisch nicht ganz so viel anfangen. Hier möchte ich weder eine Wertung abgeben, noch würden meine Ratschläge an dieser Stelle eine erhöhte Erfolgsaussicht bedeuten. Ich kann höchstens hoffen, diesen Personen wenigstens etwas Hoffnung mit auf den Weg zu geben, um ihren eigenen Weg zu gehen. Hier ist meine persönliche Lebenserfahrung, dass es für jedes Problem eine Lösung gibt, auch wenn die Suche danach und der Weg dahin manchmal etwas Zeit und Arbeit in Anspruch nehmen.

„Ein Optimist findet immer einen Weg. Ein Pessimist findet immer eine Sackgasse.“

(Napoleon Hill)

Vorgeschichte

Als Anna und ich im Jahr 2004 heirateten, hatten wir, wie sicher viele Paare, Kinder zwar für die ferne Zukunft geplant, allerdings im Moment andere Dinge im Kopf. Wie so viele Leute vor uns hatten auch wir erst mal vor, das Studium zu beenden, Karriere zu machen, ein Haus oder eine Wohnung zu kaufen, zu verreisen und und und…

Da man ja vorsichtig ist und kein Risiko eingehen möchte, greift man zu den klassischen Methoden, in diesem Fall die Pille. (Die Leserinnen bitte ich an dieser Stelle gnädig zu sein und mich nicht als egoistischen Macho zu beschimpfen. Die Pille schien uns an der Stelle die einfachste und sicherste Methode zu sein).

Als dann einige Jahre vergingen und wir unsere Ziele mehr oder weniger erreicht hatten oder vielleicht auch nur endlich erwachsen geworden waren, entschlossen wir uns, die Pille abzusetzen und jetzt endlich Eltern zu werden.

Der Anfang

Inzwischen befanden wir uns bereits im Jahr 2009. Manchmal dauert es etwas seine Ziele zu erreichen und erwachsen zu werden.

Anfangs gingen wir wie sicherlich die meisten Paare vor. Da es ja einige Monate oder noch länger dauert, bis die Pille vollständig aus dem Körper „verschwunden" ist, nutzten wir die Übergangszeit zum „Üben". Wir gehören zwar beide zu den Menschen, die mit einer gewissen Ungeduld „gesegnet" sind, aber andersherum war uns auch klar, dass eine Schwangerschaft nicht innerhalb von einigen Wochen eintreten würde. Daher warteten wir erst mal einige Monate ab.

Zu Beginn kauften wir die Schwangerschaftstests noch einzeln, es sollte ja bei diesem Mal auf jeden Fall geklappt haben. Nachdem wieder einige Monate vergingen und weiterhin nur ein Streifen zu sehen war, fingen wir nicht nur damit an, die Tests in größeren Paketen zu kaufen (man will ja auch sparen), sondern es wurde uns auch klar, dass alles doch nicht so lief, wie geplant. Zuerst redeten wir uns ein, dass die Wirkung der Pille noch nicht ganz abgebaut war und manche Dinge eben Zeit benötigen. Nebenbei hörten wir auch die üblichen Geschichten von Freunden und Bekannten: „Bei uns hat es nach Absetzen der Pille mehrere Jahre gedauert", „Ihr müsst eben Geduld haben", „Bei uns hat es sofort geklappt, ihr seid bestimmt nicht normal", „Ich habe irgendwo gelesen, dass man nach dem jahrelangen Konsum der Pille gar nicht mehr schwanger werden kann" und so weiter – die üblichen Geschichten halt, die wahrscheinlich in jedem Ort, in jedem Land und in jeder Kultur genauso üblich wie „hilfreich" sind. Beinahe jede Person in unserem Umkreis war plötzlich selbst ernannter Gynäkologe und musste ungefragt die eigene Meinung zum Besten geben. Nach einigen weiteren Monaten, diversen weiteren Versuchen und gefühlten 1000 Ratschlägen entschlossen wir uns, etwas zu unternehmen. Den Anfang machten wir damit, niemandem mehr von der geplanten Schwangerschaft zu erzählen und falls das Thema doch zur Sprache kam, lenkten wir kurzerhand ab. Das half zwar nicht dabei, schwanger zu werden, aber wenigstens mussten wir nicht mehr die Ratschläge ertragen und hatten wieder etwas mehr den Kopf frei.

Als Nächstes entschlossen wir uns, die jeweiligen Fachärzte, also Gynäkologen und Urologen, aufzusuchen, um das Problem zu schildern, uns durchchecken zu lassen und mögliche Lösungen zu besprechen.

„Um das Wunderbare zu erlangen, muss man das Unvorstellbare denken.“

(Anthony Robbins)

Der noch leichte Beginn der Reise

Da wir inzwischen im April 2010 angelangt waren, war uns auch klar, dass wir unser Wunschjahr 2010 für das Baby kaum noch erreichen konnten, wenn man noch die neun Monate Schwangerschaft hinzurechnet. Solche Überlegungen spielten allerdings inzwischen nicht mehr wirklich eine Rolle.

Also vereinbarten wir Termine bei unseren jeweiligen Fachärzten. Ich hatte zum Glück einen Urologen, den ich seit über 10 Jahren kannte und dem ich vertrauen konnte. Als ich ihm das Problem schilderte, versicherte er mir, dass dies inzwischen normal sei und es das Beste für den Anfang wäre, wenn wir das Blut und das Sperma untersuchen würden. Außerdem untersuchte er per Ultraschall auf nicht sichtbare äußere „Beeinträchtigungen". Da hier nichts Schlimmes zu sehen war und das Blut bereits entnommen wurde, gab er mir einen Plastikbehälter für die Spermaprobe.

Als Anmerkung am Rande sei hier erwähnt, dass nicht jeder Urologe einen speziellen Raum zur Abgabe vor Ort hat. Einzelne Spezialpraxen und größere Kliniken haben diesen Raum natürlich, aber dazu später mehr. Der Vorteil einer „Probenentnahme" zu Hause ist sicherlich der wesentlich geringere Peinlichkeitsfaktor, da die meisten Männer, ich eingeschlossen, nicht gerne in einer Arztpraxis mit einem Magazin in der Hand sitzen bzw. stehen möchten. Der Nachteil ist leider, dass die Qualität des Spermas mit jeder Minute bzw. Stunde nachlässt. Eine Spermaprobe, die beispielsweise nicht ordnungsgemäß gelagert wird, ist bereits nach sehr kurzer Zeit unbrauchbar. Man könnte zwar noch Keime etc. nachweisen, aber die Qualität des Spermas in Bezug auf die Fruchtbarkeit ist dann praktisch nicht mehr zu bestimmen. Mein Urologe schilderte mir diese Problematik und erklärte auch, dass eine Abgabe vor Ort leider nicht möglich sei. Er fragte mich, wie lange ich von der Entnahme bis zur Abgabe ungefähr benötigen würde.

Da die Praxis zum Glück nur rund 10 Minuten vom Haus meiner Eltern entfernt ist, konnte zumindest das Risiko eines Totalausfalls der Probe wesentlich reduziert werden. Die näheren Details bezüglich der Probenentnahme erspare ich den Lesern an dieser Stelle. Auf jeden Fall konnte die Zeit so auf ca. 20 Minuten reduziert werden. Bezüglich des Transports gab mir mein Urologe noch Tipps, da sogar 20 Minuten bei falscher Temperatur etc. schon ausreichen, um die Probe unbrauchbar zu machen. Nachdem ich die Probe abgegeben hatte, hieß es jetzt erst mal rund eine Woche auf die Ergebnisse zu warten.

In der Zwischenzeit suchte Anna ihre damalige Frauenärztin auf. Diese schien entweder nicht so sehr mit der Problematik vertraut zu sein oder hatte nicht so sehr die Motivation, so eingehend zu beraten, wie mein Urologe. Zumindest untersuchte sie sie, nahm Blut ab und – nachdem sie nichts Genaues feststellen konnte – überwies sie Anna an eine Internistin, die sich auf die Schilddrüse spezialisiert hatte. Da die Schilddrüse für Vieles im Körper verantwortlich ist und auch Probleme mit der Schwangerschaft verursachen kann, vereinbarte sie den Termin dann auch gleich. Dieser war rund zwei Wochen später.

Immerhin hätte ich bis dahin meine Ergebnisse vom Urologen und Anna könnte diese dann bei der Internistin vorlegen. Auf diese Weise hätten wir das Problem dann vielleicht etwas eingrenzen können.

Nach einer Woche faxte mir mein Urologe, wie versprochen, die Ergebnisse und ich konnte ihn während seiner wöchentlichen telefonischen Sprechstunde anrufen, was ich dann natürlich auch tat. Zum Glück gibt es heutzutage Handys, da ich nicht unbedingt wollte, dass bei der Arbeit jeder das Gespräch mithören konnte.

Wir gingen dann am Telefon die Ergebnisse durch. Er schilderte mir, dass die Ergebnisse zwar nicht super sind, aber im Großen und Ganzen ausreichen sollten, um ein Kind zu zeugen – allerdings natürlich unter dem Vorbehalt, dass die Ergebnisse zwar relativ genau sind, aber natürlich nicht zu 100 % mit derartigen übereinstimmen können, bei denen das Sperma direkt vor Ort entnommen wurde. Zur Sicherheit gab er mir noch die Adressen von zwei Kliniken mit, die sich primär auf Kinderwunsch spezialisiert hatten. Da wir nicht gleich alles überstürzen wollten und erst mal die Ergebnisse von Anna abwarten wollten, legten wir diese Adressen vorerst zu Hause in unserem Aktenordner ab.

„Wem nichts zu schwer ist, dem gelingt alles.“
(Sprichwort aus Nepal)

Die ersten Probleme

Nach einigen Tagen mehr oder weniger Nichtstun hatte Anna dann ihren Termin bei der Internistin. Ihre Blutergebnisse von der Frauenärztin und meine Ergebnisse vom Urologen hatte sie dabei. Zwei Schilddrüsen-Werte waren nicht mehr ganz im normalen Bereich. Die Ärztin erläuterte ihr nochmals die Problematik mit der Schilddrüse und verschrieb ihr Schilddrüsen-Hormone. Anfangs waren wir zwar beide etwas misstrauisch, aber schließlich war die Ärztin ja vom Fach und wir wollten jetzt endlich einmal vorankommen.

Alle Leser, die Probleme mit der Schilddrüse haben und speziell die Leute, die Schilddrüsen-Hormone einnehmen müssen, wissen, dass selbst die kleinste falsche Dosierung bereits diverse Probleme verursachen kann: Gewichtszunahme oder Abnahme, Schlafstörungen, permanente Müdigkeit und vieles mehr. Da wir beide aber positiv eingestellte Menschen sind, gaben wir den Tabletten eine Chance. Im Nachhinein lässt sich nur noch sagen, dass sie sehr schnell und sehr effektiv wirkten. Allerdings leider anders als geplant. Bereits nach rund 24 Stunden bzw. ab der zweiten Nacht konnte Anna fast nicht mehr schlafen und lag stattdessen fast die ganze Nacht wach. Nach einigen schlaflosen Nächten, in denen man oder Frau dann z. B. über die Wirkung von Schilddrüsenhormonen online nachlesen konnte, entschlossen wir uns, die Tabletten kurzerhand abzusetzen. Nach zwei weiteren schlaflosen Nächten waren die Hormone dann mehr oder weniger aus dem Körper verschwunden und es war zumindest wieder ein Durchschlafen möglich.

Warum die Ärztin die Tabletten verschrieben hatte, können wir leider nicht beantworten. Ein erneuter Besuch erschien uns beiden nicht mehr sinnvoll. Auf keinen Fall unterstellen wir der ansonsten freundlichen Ärztin eine böse Absicht. Wahrscheinlich hatte sie sich nicht genau in den Fall eingearbeitet und war von den Schilddrüsen-Werten etwas beeinflusst. Da auch Fachleute Fehler machen und Kritik hier nichts bringen würde, stelle ich keine weiteren Vermutungen an. Allerdings war es trotzdem etwas nervig und mehrere Tage ohne Schlaf hellen natürlich auch nicht gerade die Stimmung auf.

Leider waren wir jetzt wieder am Anfang und mussten uns etwas Neues überlegen. Die Tatsache, dass wir beide arbeiten mussten, machte es nicht unbedingt einfacher. Gott sei Dank gibt es flexible

Arbeitszeiten und wir hatten beide auch noch ein paar Überstunden auf unseren Zeitkonten. So konnten wir zumindest hier und da mal einen Gleittag nehmen, eine verlängerte Mittagspause machen oder anstatt drei Wochen Sommerurlaub gelegentlich mal einzelne Urlaubstage. Meinem damaligen Arbeitgeber gefiel dies sogar. Hier und da mal zwei Tage sind leichter zu vertreten als zwei bis drei Wochen am Stück. Dass dies nach einer gewissen Zeit ziemlich nerven kann, muss ich hier sicher nicht extra erwähnen. Zumal die Kollegen auch bereits anfingen, Fragen zu stellen – ist halt nicht üblich, hier und da mal zwar Stunden Mittagspause zu machen. Da wir aber weiterhin unser Ziel vor Augen hatten, mussten wir da durch.

„Ob Du denkst, Du kannst es, oder Du kannst es nicht – in beiden Fällen hast Du Recht.“

(Henry Ford)

Der nächste Schritt

Nachdem wir jetzt wieder mal am Anfang standen, entschlossen wir uns dazu, den nächsten Schritt zu gehen. Wir hatten die letzten vier Wochen genutzt, um Internetrecherche zu betreiben und mit anderen Ärzten wie dem Hausarzt oder einigen Beratungsstellen zu sprechen. Unser Hausarzt gab uns die Adresse einer Urologen-Praxis, die sich auf derartige Probleme spezialisiert hatte.

Also machte ich schnellstmöglich einen Termin und ging mit meinen Ergebnissen von meinem Urologen in die Praxis. Die Ergebnisse interessierten den Urologen nicht besonders und er wollte lieber eine neue Spermaprobe nehmen und diese im eigenen Labor auswerten lassen. Er bot mir wahlweise die Möglichkeit, die Probe vor Ort „zu entnehmen" – ein entsprechender Raum war vorhanden – oder die Probe außerhalb der Praxis zu erzeugen und dann so schnell wie möglich vorbeizubringen. Über die Probleme hierbei klärte er mich natürlich auch auf.

Ich weiß nicht mehr, warum ich mich damals entschloss, die Probe nicht in der Praxis zu entnehmen und mich stattdessen für die Lösung außerhalb entschied. Vielleicht war es mir damals unangenehm oder mich sprachen die Räumlichkeiten nicht so an. Die Leute waren zwar alle recht freundlich und die Praxis war selbstverständlich sauber, aber irgendwie hatte ich Bedenken. Rückblickend erscheint mir diese Entscheidung selbst etwas dämlich, aber wir alle machen ja Fehler.

Ohne den Leser an dieser Stelle mit den Einzelheiten zu nerven, sei nur erwähnt, dass ich die Probe aufgrund der sehr zentralen Lage der Praxis und der vorhandenen Infrastruktur wieder unterhalb der Zeitspanne von 30 Minuten in der Praxis abgeben konnte.

Nachdem die zweite Probe entgegengenommen wurde, hieß es auch hier wieder warten. Da die Praxis aber ein eigenes Labor hatte, waren es diesmal nur drei Werktage. Einen Termin zur Besprechung der Ergebnisse bekam ich auch gleich. Dafür, dass ich Neupatient war und nur Kassenpatient, muss ich die schnelle Terminvergabe an dieser Stelle wirklich loben. Es wird ja teilweise von monatelangen Wartezeiten berichtet.

Der Arzt ging die Ergebnisse mit mir kurz durch. Es war diesmal ein etwas anderer Test mit mehreren Einzeltests. Die Werte waren teilweise etwas schlechter, als bei dem ersten Test, zwei neue Werte waren hinzugekommen. Jeder Mann der bereits eine Spermaprobe abgegeben hat, weiß, dass die Werte natürlich jeden Tag etwas schwanken. Zusammenfassend meinte er nur, dass die Werte eigentlich ausreichen sollten, um ein Kind zu zeugen und er an dieser Stelle keinen Grund zur weiteren Besorgnis sehe. Es seien zwar keine Idealwerte, aber immer noch OK.

Daher gingen wir an dieser Stelle davon aus, dass das Problem wahrscheinlich nicht bei mir lag, sondern „mal wieder die Frau Schuld war". Dass dies ein Irrtum war, werde ich später noch ausführlich erläutern. Hat ja niemand behauptet, Mann hat immer Recht. Da Anna mit ihrer bisherigen Frauenärztin ohnehin nicht wirklich zufrieden war, entschloss sie sich, eine neue Praxis auszuprobieren. Durch eine Empfehlung stieß sie auf eine Gemeinschaftspraxis, die ungefähr gleich weit entfernt lag und gelegentlich sogar am Samstagvormittag geöffnet hatte. Dass ist natürlich für Berufstätige sehr praktisch, da wir beide auch langsam keine Überstunden mehr auf unseren

Konten hatten und ferner auch keine Ausreden mehr für die Arbeit parat hatten.

Die neue Frauenärztin untersuchte sie dann ausführlich und las sich meine Ergebnisse sowie ihre Blutergebnisse durch. Viele neue Erkenntnisse brachte dies leider auch nicht. Die hierbei üblichen Tests brachten keine neuen Hinweise auf die Ursachen, allerdings meinte die Frauenärztin, dass die Schilddrüse möglicherweise Probleme machen könnte. Wie bereits in diversen Fachbüchern geschrieben, kann die Schilddrüse tatsächlich Probleme mit dem Schwanger werden verursachen. Sie gab uns dann die Adresse einer Klinik, die sowohl Schilddrüsenerkrankungen untersucht und behandelt sowie als „Kinderwunschzentrum" agiert als auch solche Sachen wie künstliche Befruchtung anbietet. Kurz gesagt: Von A bis Z wird alles angeboten.

Also besorgten wir uns von unseren jeweiligen Fachärzten, Urologe und Gynäkologe, eine Überweisung und vereinbarten einen ersten Besprechungstermin. Schließlich muss man sich ja erst mal kennenlernen und ohne Vorbesprechung gibt es dort logischerweise auch keine Untersuchungen.

Da wir nicht das einzige Paar im Großraum Hamburg waren, das Probleme in diesem Bereich hatte und wir zum ersten Termin beide zusammen tagsüber kommen mussten, bekamen wir einen Termin erst Anfang 2011, also rund drei Monate später. Teilweise Urlaubssperren bei der Arbeit halfen hier auch nicht wirklich.

Wie der aufmerksame Leser feststellt, war schon etwas Zeit vergangen und wir befanden uns praktisch immer noch am Anfang. Von zwei Spermiogrammen, einer Menge Erfahrung und nicht ganz optimalen Schilddrüsenwerten einmal abgesehen. So hatten wir zumindest Zeit zum weiteren Üben.

Ich weiß nicht, wie es anderen geht, aber wenn Sex irgendwann zur Pflicht wird und man bzw. Frau anfängt, die Temperatur zu messen und fast die gesamte Spontanität verlorengeht, macht früher oder später die männliche Libido zumindest manchmal Probleme. Dass es während der gesamten Zeit auch den einen oder anderen Streit gab, muss wahrscheinlich nicht extra erwähnt werden. Ich denke, die eine oder andere Gemeinsamkeit haben wir, die wir mit diesem Problem zu kämpfen haben bzw. hatten, hier alle.

Wenn wir gerade nicht arbeiten mussten oder keine Lust zum Üben hatten, recherchierten wir entweder im Internet oder sprachen mit Leuten, die bereits Erfahrung mit solchen Kliniken und künstlicher Befruchtung etc. hatten. Bei einem Pärchen aus dem Bekanntenkreis aus Warschau hatte es mit der künstlichen Befruchtung geklappt. Allerdings hatte dies rund zwei Jahre gedauert und sie ließen den Preis eines neuen Kleinwagens in der Klinik. Anmerkung am Rande: In Deutschland übernimmt die gesetzliche Krankenkasse unter bestimmten Voraussetzungen ca. 50 % der Kosten für eine künstliche Befruchtung, in Polen müssen die Paare fast sämtliche Kosten alleine tragen. Also einen gebrauchten Kleinwagen konnten wir vorsorglich schon mal einplanen.

„Was immer der menschliche Geist sich vorstellen und woran immer er glauben kann, das kann er auch vollbringen."

(Napoleon Hill)

Die Anfänge in der Klinik

Anfang 2011 war es dann soweit. Wir hatten unseren ersten gemeinsamen Besprechungstermin in der Klinik. Wie bereits im Vorwort geschrieben, verzichte ich darauf, den Namen der Klinik sowie die Namen der Ärzte zu nennen. Da die Kliniken auch mehr oder weniger ähnlich sind und mir es auf keinen Fall um Kritik geht, sollte dies hier auch keine Rolle spielen.

Nachdem wir uns zusammen am Empfang anmeldeten, im Wartezimmer einige Formulare ausfüllten und uns mit Unterlagen für Zuhause eindeckten, wurden wir ins Sprechzimmer des Chefarztes, eines Professors, gerufen. Dass man sogar als Kassenpatient zum Chefarzt vorgeladen wird, macht natürlich schon mal einen guten Eindruck – könnte aber auch daran liegen, dass man, wie bereits geschrieben, ja eigentlich zu 50 % Privatpatient ist, da ja rund die Hälfte der Kosten selbst zu tragen sind.

Nach der üblichen Einleitung, dass es vielen Paaren so gehe und wir unseren Fall schilderten, erklärte er uns grob die Vorgehensweise der Klinik. Auf die Kosten von ca. 3000 bis 3500,- €, von denen rund die Hälfte selbst zu tragen seien, ging er auch kurz ein. Die Summe bezog sich allerdings auf eine einzelne künstliche Befruchtung, es gab keine Garantie auf Erfolg und selbst der Arzt sah zwei bis drei Behandlungen als realistisch an. Also eigene Kosten von ca. 5000,- € waren hier sicher nicht zu hoch angesetzt.

Es müssten auf jeden Fall diverse Tests gemacht werden, da er sowohl Annas als auch meine Tests als sehr ungenau ablehnte. Dies war aber OK für uns, da die Klinik, wie wir bereits vorab gelesen hatten, anscheinend sehr viele Tests durchführt und alle Kosten vorab, also sämtliche Untersuchungen und Tests, von der Krankenkasse übernommen werden. Wenn man bedenkt, dass bereits ein großes Blutbild beim Hausarzt rund 60 € an eigenen Kosten bedeutet, kann man im schlimmsten Fall komplett ohne eigene Kosten durchgecheckt werden. Da die Klinik nicht nur die Tests vorschlug, sondern auch voraussetzte, müssen wir ja auch kein schlechtes Gewissen haben, die Krankenkasse unnötig zu belasten…

Zu allen Tests konnten wir ab sofort auch getrennt kommen, was die Terminvereinbarung natürlich vereinfachte. Als Erstes sollten, mal wieder, diverse Bluttests gemacht werden, dann sollte

Anna jeweils von einem Gynäkologen und auch von einem Endokrinologen untersucht werden. Auf mich kamen außer den Bluttests dann noch eine große Untersuchung beim Urologen der Klinik und ein erneutes Spermiogramm zu. Diesmal allerdings auf jeden Fall direkt vor Ort. Alles andere war nach Aussage der Klinik eigentlich Zeitverschwendung, womit sie vermutlich sogar Recht hatten. Das Spermiogramm war allerdings die letzte von allen Untersuchungen. Zum Schluss dann natürlich die Besprechung der Ergebnisse, hier durften wir dann wieder zusammen in die Klinik kommen.

„Nichts auf der Welt ist so mächtig wie eine Idee, deren Zeit gekommen ist.“

(Victor Hugo)

Diverse Untersuchungen

Anfang März 2011 hatten wir unsere Blutuntersuchungen – Anna ihre an einem Donnerstag und ich am nächsten Tag, am Freitag. Zusammenfassend lässt sich sagen, dass die Klinik hier wirklich sehr gründlich war. Anna nahmen sie sechs Röhrchen Blut und mir fünf ab, sämtliche Schilddrüsenwerte, großes Blutbild sowie der Hepatitis-Test (hierzu gleich mehr). Inklusive kleinerer Untersuchungen wie Blutdruckmessen usw. waren wir beide jeweils ca. zwei Stunden in der Klinik, inklusive einer recht kurzen Wartezeit zwischen den Tests. Die Ergebnisse konnten wir dann mit den jeweiligen Ärzten besprechen, also knapp zwei Wochen später. Sollten einige Werte stark erhöht sein oder Probleme auftreten, würde sich die Klinik dann melden. Da dies in den meisten Kliniken vermutlich das übliche Vorgehen ist und wir auch keine Probleme erwarteten, dachten wir, bis zu unseren jeweiligen Arztterminen zu warten.

Das wir hier allerdings falsch gedacht hatten, wurde mir klar, als ich Anfang der nächsten Woche einen Anruf von der Klinik bekam. Ich müsste bitte schnellstmöglich in die Klinik kommen, da mein Hepatitis-Test positiv ausgefallen sei!

Ich weiß nicht, wie es dem Leser an dieser Stelle gehen würde, aber ich hatte noch ein etwas ungutes Gefühl, von einer Panik will ich hier zwar noch nicht sprechen, aber wahrscheinlich kurz davor…

Da ich jederzeit frühmorgens ab 7.00 Uhr in die Klinik kommen konnte und die Blutabnahme – diesmal eine wesentlich genauere und mit rund 150 € auch teurere Untersuchung – insgesamt ja nur ein paar Minuten plus eventuelle kurze Wartezeit dauert, fuhr ich gleich am nächsten Tag erneut in die Klinik. Immerhin war ich gegen 7.15 Uhr bereits wieder draußen, konnte sogar pünktlich bei der Arbeit erscheinen und musste nicht schon wieder eine neue Ausrede erfinden. Die Ergebnisse würde ich dann am nächsten Dienstag telefonisch mit dem Urologen besprechen können.

Also waren wir bisher nicht nur nicht schwanger, sondern ich musste mich die nächsten Tage und das Wochenende bis Dienstag um 12.00 Uhr mit dem Gedanken quälen, möglicherweise Hepatitis zu haben. Meine Leistung bei der Arbeit und das folgende Wochenende gehören sicher weder zu meinen erfolgreichsten noch zu meinen angenehmsten.

Um 12.00 Uhr oder auch ein paar Minuten früher, rief ich dann in meiner Mittagspause den Arzt an. Dieser erklärte mir, dass der zweite genauere Test negativ ausgefallen wäre und ich zum Glück keine Hepatitis habe. Auf meine Frage hin, warum der erste Test dann positiv ausgefallen war und meinen vermutlich etwas genervten Kommentar bezüglich der „schönen" letzten Tage meinte er nur, dass dies mehrere Ursachen haben könnte. Möglicherweise könnte es mit einer früheren Impfung gegen Hepatitis zu tun haben. Als ich dann sagte, mich an keine frühere Hepatitis-Impfung erinnern zu können, meinte er so etwas wie, dass manche Menschen gewisse Antikörper auch ohne Impfung aufweisen können. Da ich den genauen Wortlaut nicht mehr im Gedächtnis habe und dies auch keine Rolle mehr spielt, möchte ich an dieser Stelle nicht mehr näher darauf eingehen. Da ich ja sowieso bei dem gleichen Arzt eine Woche später meine Untersuchung haben würde, beendeten wir das Gespräch dann.

Vorher hatte Anna noch ihre Untersuchungen beim Gynäkologen und beim Endokrinologen, zum Glück beide am gleichen Tag, da die Fahrzeit von uns zu Hause bis zur Klinik eine gute Stunde beträgt.

Beide Ärzte waren sehr gründlich, sie machten diverse Untersuchungen wie Ultraschall und die üblichen gynäkologischen Untersuchungen. Die weiblichen Leser wissen welche, die männlichen wollen es wahrscheinlich nicht so genau wissen. Die Blutergebnisse, 3 DIN A4 Seiten, besprachen sie auch mit ihr. Ihre Schilddrüse funktioniere nicht „ganz optimal" (was auch immer hier optimal ist), sie könne aber trotzdem generell schwanger werden.

Da ja leider auch einige Frauen unfruchtbar sind, waren wir an dieser Stelle schon mal froh, wenigstens dies ausschließen zu können. Als Nächstes war ich dann einige Tage später an der Reihe.

„Ein Problem ist halb gelöst, wenn es klar formuliert ist."

(John Dewey)

Untersuchungen Teil 2

Ich hatte zwar nur einen Arzt, den Urologen, der mich untersuchen würde, allerdings hatte ich das „Glück", diesmal die Spermaprobe direkt vor Ort „zu produzieren". Dass die Leser mich an dieser Stelle hier nicht falsch verstehen, ich bin auf keinen Fall verklemmt oder prüde. Wie die meisten Männer habe ich im Laufe meines Lebens gute und schlechte Erfahrungen mit Frauen und Sex gemacht. Allerdings gehörte das Halten eines Magazins in einem mehr oder weniger öffentlichen Gebäude inkl. Ejakulation bisher noch nicht dazu. Ist aber auch das übliche Vorgehen bei Samenspendern, wozu ich aber nicht gehöre, auch wenn mir dies im Nachhinein sicher viel Zeit und Stress erspart hätte. Dazu aber später mehr.

Die Probenabgabe war allerdings erst für das Ende meiner Untersuchungen am gleichen Tag angesetzt, als Abschluss sozusagen. Der Urologe mit dem ich bereits wegen der Hepatitis-Geschichte telefoniert hatte, untersuchte mich erst mal gründlich. Von der standardmäßigen Ultraschalluntersuchung bis hin zur „Tastkontrolle" war alles dabei. Da hierbei nichts Auffälliges festgestellt wurde, kam es jetzt auf das

Spermiogramm an – dies hat aber, denke ich, sowieso die höchste Aussagekraft.

Hierbei musste ich in ein anderes Stockwerk, wo ich nach einer kurzen Wartezeit einen eigenen Raum zugewiesen bekam. Vermutlich hatte die Klinik mehrere solcher Räume, da ich ja nicht der einzige Mann war, der eine solche Probe abgeben musste. Außer einer Frau in weißer Kleidung, die auf jeden Fall zum Personal gehörte, begegnete mir niemand. Darüber war ich eigentlich auch ganz froh, da ich die Sache ohne großes Aufsehen hinter mich bringen wollte, zumal ich im Anschluss auch noch den Rest des Tages arbeiten musste.

Um den männlichen Lesern etwas die Hemmungen und die Neugier zu nehmen, beschreibe ich kurz zusammenfassend, wie es so abgelaufen. Die weiblichen Leser dürfen natürlich auch gerne weiterlesen, auch wenn sie sicherlich nie in diese Situation kommen werden.

Der Raum war ca. 15m² groß, in ihm befanden sich eine Couch, ein Videorekorder, ein Fernseher und diverse Magazine, die man im Handel kaufen kann. Der Raum war recht spärlich beleuchtet, was vermutlich Absicht war und auch in keinster Weise gestört hat. Da der Film anscheinend schon ziemlich alt war und das Bild eher an Filme aus den 80er Jahren erinnerte, schaute ich mir lieber die Magazine an.

Hier hatte ich etwas mehr Glück. In einer Ausgabe von Deutschlands bekanntestem Herrenmagazin befand sich gerade die süße Sängerin von Brosis (Indira). Ich hörte zwar nie wirklich die Musik, aber die Sängerin gefiel mir eigentlich schon immer. Dass sie mir indirekt einmal in einer solchen Situation helfen würde, hätte ich vorher nicht gedacht. Falls sie diese Zeilen irgendwann mal lesen sollte, nochmals vielen Dank nachträglich. Eine signierte Ausgabe dieses Buches würde ich jederzeit portofrei zu Dir nach Hause schicken. Dank Indira war ich relativ schnell fertig und stellte dann den Becher direkt nebenan, wie gewünscht, in die Klappe.

Bevor mich jetzt einige Leser wegen meines Frauengeschmacks als oberflächlich abstempeln, muss ich anmerken, dass ich bei Promis eigentlich viel eher auf Eva Green stehe, die aber leider nicht zur Verfügung stand. Sicher wäre ich dann noch früher fertig geworden.

Eine Anmerkung noch zum Schluss: Frauen sind in diesen Zimmern, wie in gewissen Etablissements auch, nicht erlaubt. Auf meine Frage hin an den Arzt, ob meine Frau dann nicht zur Spermaabgabe mitkommen könne, meinte er nur, da müsse ich alleine durch.

Zum Schluss machte ich noch einen Abschlusstermin beim Chefarzt von der ersten Besprechung. Hierbei würden dann die Ergebnisse und die nächsten möglichen Schritte besprochen werden.

Als ich aus der Klinik raus war, fühlte ich mich irgendwie etwas erleichtert. Anfangs hatte ich Angst, dass bei der Abgabe nicht alles so klappen würde, wie gedacht und ich nochmals wiederkommen müsse. Da aber alles funktionierte, mussten wir jetzt nur noch knapp zwei Wochen auf den Besprechungstermin im April 2011 warten.

Zwischenzeitlich kamen mal wieder die üblichen Fragen von diversen Bekannten: „Bist du immer noch nicht schwanger?", „Wollt ihr etwa keine Kinder?" oder mein Lieblingsspruch von einer ganz penetranten Freundin: „Such dir doch endlich mal einen anderen Mann, dann klappt es vielleicht auch!" Solche dümmlichen Sprüche, vor allem von solchen Leuten, waren mir da aber wirklich schon egal. Ich musste nebenbei auch noch arbeiten und konnte mich nicht mit nicht ausgelasteten Frauen aus dem Bekanntenkreis beschäftigen. Aber wer solche Freunde hat, braucht wirklich keine Feinde mehr.

„Wenn man etwas ganz fest will, dann setzt sich das Universum dafür ein, dass man es auch erreicht."

(Paulo Coelho)

Der Schock

Im April war wie gesagt der Besprechungstermin, zu dem wir dann beide anreisten. Während wir im Vorraum des Chefarztes nochmal die ganze Situation und die Erlebnisse durchgingen, wurden wir nach gut 10 Minuten Wartezeit in das Sprechzimmer gerufen.

Der Arzt meinte gleich, dass es gar nicht gut aussehe. Auf natürlichem Wege könnten wir eine Schwangerschaft vergessen. Ich zitiere an dieser Stelle kurz auszugsweise mein Spermiogramm:

Kopfdefekte: 96%, Hals-Mittelstückdefekte: 42%
Beurteilung: Teratozoospermie

Auch alle Nicht-Mediziner die sich bereits mit diesem Thema beschäftigt haben, wissen dass diese Diagnose umgangssprachlich auch Unfruchtbarkeit genannt wird. Da vermutlich sehr viele Leser bereits eine ähnliche oder sogar die gleiche Diagnose erhalten haben, muss ich an dieser Stelle sicher nicht erwähnen, dass so eine Diagnose erst mal ein sehr großer Schock ist.

Auf Annas Nachfrage hin, ob man nicht auch etwas machen könne, ohne gleich eine künstliche Befruchtung in Erwägung zu ziehen, wie z. B. Folsäure einnehmen, meinte der Arzt, man könne stattdessen auch einen Apfel essen, die Wirkung bleibt gleich Null.

Ohne eine künstliche Befruchtung sei eine Schwangerschaft so gut wie ausgeschlossen. Da der Arzt außer uns natürlich noch andere Patienten hatte, nahmen wir die Unterlagen und Anträge für die künstliche Befruchtung erst mal mit, bedankten uns und dann verabschiedeten wir uns mit dem Satz: „Wir melden uns.“

Jetzt hatten wir verschiedene Möglichkeiten, um auf die neue Situation zu reagieren. Die eine wäre auszurasten, den Arzt wegen des Apfel-Kommentars womöglich noch anzuschreien, die Unterlagen im Sprechzimmer zu zerreißen und wegzugehen. Die zweite wäre, die Unterlagen auszufüllen, uns für die künstliche Befruchtung anzumelden, die Ersparnisse anzugreifen und zu hoffen, dass es vielleicht beim zweiten oder dritten Mal klappen würde. Die dritte Möglichkeit wäre aufzugeben und eventuell eine Adoption in Erwägung zu ziehen.

Möglichkeit eins wäre ziemlich dumm und unzivilisiert gewesen, Möglichkeit zwei wäre vermutlich nach einer kurzen Bedenkzeit eine durchaus übliche Alternative, Möglichkeit drei wäre sicher auch machbar gewesen.

An dieser Stelle muss jedes Paar für sich entscheiden, welche Möglichkeit es für die beste hält. Ich verstehe jeden, für den hier praktisch eine Welt zusammenbricht, auch verstehe ich jeden Mann, der sich erst mal nicht mehr so ganz als richtigen Mann sieht. Möglichkeit zwei und drei sind wahrscheinlich die häufigsten Vorgehensweisen, die Paare hier wählen. Ich kann diese Entscheidung niemandem abnehmen und verstehe jeden, der sich für eine dieser beiden Möglichkeiten entscheidet. Bei Möglichkeit eins würde mein Verständnis aber aufhören.

Mein Anliegen an dieser Stelle und letztlich auch der Grund dafür, warum ich dieses Buch geschrieben habe, ist eine weitere Möglichkeit. Nennen wir sie *„Jetzt erst recht!"*

Bevor wir gleich zum eigentlichen Hauptteil dieses Buches kommen, noch kurz einige Bemerkungen. Natürlich waren wir beide geschockt, auch fühlte ich mich als Mann mit dieser Diagnose kurzzeitig, sagen wir, etwas weniger männlich und natürlich dachten wir sowohl ans Aufgeben als auch an eine (ggf. mehrere) künstliche Befruchtungen. Alles andere würde mir an dieser Stelle vermutlich auch niemand abnehmen. Wir hielten uns ja nicht für Superman und Wonder Woman. Aber nachdem diese Phase vorbei war, überlegten wir uns, was zu tun wäre.

„Eine wirklich gute Idee erkennt man daran, dass ihre Verwirklichung von vornherein ausgeschlossen erschien."

(Albert Einstein)

Die richtige Einstellung

Nachdem wir inzwischen schon Ende April 2011 schrieben und wir uns langsam wieder beruhigt hatten, fingen wir an, das Problem jetzt endlich richtig anzugehen.

Da wir das Problem inzwischen ziemlich eingegrenzt hatten, konnten wir jetzt gezielt vorgehen. Das Problem am Anfang war, dass wir nicht wirklich wussten, was das Problem ist und wie wir es lösen konnten. Es gibt ja sehr viele Gründe, warum Paare keine Kinder bekommen können. Und ohne das Problem nicht wenigstens einzugrenzen und zu definieren, kann man ja auch nichts machen.

Für zwei Dinge sind wir der Klinik dankbar: zum einen dafür, dass sie uns komplett durchgecheckt haben und uns so geholfen haben, das Problem genau zu definieren und zum anderen für die Apfel-Bemerkung in der Schlussbesprechung. Durch diesen Kommentar wurden wir praktisch wach. Ohne diese Vorgänge hätten wir wahrscheinlich noch einige Zeit rumprobiert und dann vermutlich irgendwann genervt und frustriert aufgegeben.

Ich weiß nicht, wie es anderen Leuten geht, aber ich habe in meinem Leben diverse Male solche Sätze gehört wie: „Das schaffst du sowieso nicht." oder „Setz dir lieber realistische Ziele!" Nun gibt es zwei Wege, auf solche „hilfreichen" Äußerungen zu reagieren. Der eine ist, tatsächlich aufzugeben, die Ziele kleiner anzusetzen oder besser gleich gar keine zu haben. Also man lässt andere Leute über sein Leben bestimmen.

Die zweite, meiner Meinung nach die bessere, Möglichkeit ist es, den Leuten klarzumachen, dass sie zwar ein Recht haben, diese Meinung zu äußern, aber man einen Dreck darauf gibt. Stattdessen setzt man alles daran, sein Ziel zu erreichen, egal wie ausweglos es am Anfang auch erscheinen mag. An dieser Stelle möchte ich gerne ein passendes Zitat von Michelangelo anführen: *„Die Gefahr besteht nicht darin, dass wir unsere Ziele zu hoch setzen und knapp verfehlen, sondern, dass wir sie zu niedrig ansetzen und erreichen."*

Ich möchte an dieser Stelle weder den Motivations-Guru noch den Esoteriker geben, aber die innere Einstellung bestimmt praktisch unser ganzes Leben. Ich habe Menschen getroffen, die unglaubliche Talente hatten aber so wenig Selbstvertrauen oder eine solch negative

Einstellung hatten, dass sie praktisch nie das erreicht hatten, was sie wollten. Ich rede hier jetzt nicht unbedingt nur von materiellen Dingen. Andere Menschen wiederum besitzen vielleicht nur durchschnittliche Talente, haben aber die gesamte Zeit ihr Ziel vor Augen, arbeiten hart daran und erreichen mehr als alle sogenannten Bekannten und Freunde ihnen zugetraut hatten. Ein Beispiel ist ein ehemaliger Kommilitone von mir. Er wirkte auf mich und manch andere eher unscheinbar, war wohl auch kein Einser-Student, obwohl er, glaube ich, zumindest innerhalb der Regelstudienzeit fertiggeworden ist, im Gegensatz zu mir, der zwei Semester länger brauchte. Anstatt wie viele einen langweiligen 9 bis 17 Uhr Job in der Wirtschaft anzunehmen und sich entweder für andere zu Tode zu schuften oder, wie ich, sich zeitweise in dem alten Beruf zu Tode zu langweilen, entschied er sich für eine Geschäftsgründung.

Heute sieht man sein Gesicht (und das seines Geschäftspartners) auf Cola-Flaschen in Discos, am Kiosk und in Supermärkten. Er hat mit seinem Kumpel eine neue Cola-Marke geschaffen, verdient damit sicher gutes Geld und hat vermutlich auch Spaß dabei. Herzlichen Glückwunsch nachträglich hierzu!

Bevor die ersten Leser das Buch genervt beiseitelegen und denken, es handle sich hier wieder nur um ein weiteres Selbsthilfebuch, nur eine kurze Bemerkung: Ich möchte mit diesen Beispielen lediglich deutlich machen, dass man mit der richtigen Einstellung und etwas harter Arbeit wirklich sehr viel erreichen kann. Sonst hätte ich heute keine drei Töchter und mein ehemaliger Kommilitone keine eigene Cola-Marke.

„Ziele zu setzen ist der erste Schritt das Unsichtbare in das Sichtbare zu verwandeln."

(Anthony Robbins)

Jetzt erst recht – Teil 1

Wie bereits im letzten Kapitel geschrieben, mussten wir einiges ändern, nicht nur unsere innere Einstellung, sondern auch unsere Methoden. Bisher hatten wir viel zu lange hier und da mal ein paar Untersuchungen machen lassen, etwas recherchiert und uns teils freiwillig, teils unfreiwillig die Meinung von anderen Leuten angehört. Da uns dies unterm Strich nicht weitergebracht hatte, mussten wir komplett andere Methoden anwenden.

Der aufmerksame Leser mag an dieser Stelle fragen, warum wir all das nicht schon früher gemacht haben? Nun ja, anfangs dachten wir noch, dass alles auch ohne großen Aufwand klappen würde. Schließlich bekommen die Menschen ja seit vielen zehntausend Jahren bereits Kinder, warum also nicht auch wir? Danach ließen wir es vermutlich etwas schleifen und dann setzten wir unsere Hoffnung auf die Ärzte und die Klinik. Aber ich gebe zu, alle Entscheidungen trafen wir selbst und können bzw. wollen hier auch niemand anderem die Schuld geben.

Als erstes überlegten wir, was es für Möglichkeiten außer einer künstlichen Befruchtung gibt.

Die erste und vergleichsweise einfachste Möglichkeit war, die Ernährung komplett umzustellen. Weniger Alkohol (wir tranken beide aber vorher schon nicht viel), weniger Kaffee, keine zu fettreichen und stark Kohlenhydrat-haltigen Lebensmittel. Stattdessen viel frisches Obst, Gemüse, mehr Fisch statt Fleisch und natürlich jeden Tag einen frischen Apfel, wie vom Arzt empfohlen. Das alleine reicht natürlich nicht, um schwanger zu werden, ist aber schon mal ein guter Anfang.

Auf jeden Fall sollten Mann und Frau beide ausreichend Folsäure, gerne als Nahrungs-ergänzung, täglich einnehmen. Wir entschieden uns damals für Tabletten, die Folsäure und Zink + Vitamin C enthielten. Die Auswahl ist hier sehr groß, etwas Recherche ist sicher hilfreich. Die billigsten Produkte enthalten oftmals Titandioxid und sollten daher gemieden werden Von der Wichtigkeit der Folsäure wird auch in diversen Fachbüchern und Artikeln berichtet. Manche Produkte werben auch mit dem Slogan „Für

Schwangere und zur Schwangerschaftsvorbereitung".

Durch Zufall stießen wir auf Akupunktur zur
Schwangerschaftsvorbereitung und die
Möglichkeit, sowohl bei der Frau als auch beim
Mann diese Behandlung bei Problemen
einzusetzen. Wie das Leben so spielt, bot Annas
Frauenärztin Akupunktur zu genau diesem Zweck
an. Also vereinbarte sie bei ihr gleich einen
Termin, um sich aufklären zu lassen und am besten
gleich Termine zu vereinbaren, falls dann alles
passen sollte. Da es in dieser Praxis zum Glück
recht schnell Termine gab und eine Akupunktur-
Vorbesprechung ja auch nicht so lange dauert,
hatte sie gleich am folgenden Samstag einen
Termin. Die Ärztin hatte gerade an diesem
Vormittag Dienst. Die Praxis hat ja, wie eingangs
geschrieben, des Öfteren am Samstag geöffnet.

Der Anfang war also schon einmal gemacht.

Die Besprechung mit der Ärztin lief ganz gut. Sie
bot Akupunktur sowohl für Frauen als auch für
Männer an. Da die Probleme überwiegend bei mir
lagen, schlug sie für mich für den Anfang sechs bis
acht Sitzungen, jeweils eine Sitzung pro Woche,

vor. Für Anna sollten für den Anfang vier bis fünf Sitzungen ausreichen. Bei Bedarf könnten wir beide gerne verlängern.

Die Kosten von 35 € pro Person und Sitzung waren im Vergleich zu den Tausenden von Euro für eine künstliche Befruchtung ohne jede Erfolgsgarantie durchaus akzeptabel. Bestimmte Krankenkassen übernehmen Akupunktur durch einen Arzt z. B. bei Rückenbeschwerden, allerdings auf keinen Fall, um schwanger zu werden. Über den Sinn mag man streiten. Die 50 % für eine künstliche Befruchtung, also ca. 1500 € pro Behandlung, werden übernommen, aber die vielleicht 200 bis 300 € für die Akupunktur nicht. Hier haben die Kliniken und die künstliche Befruchtungsindustrie wahrscheinlich eine Art Monopol. Auch die Ärztin meinte, Akupunktur sei in Deutschland immer noch eine Art Nischenmarkt, selbst für Ärzte, von Rückenbeschwerden einmal abgesehen. Sie wurde auch von einigen Kliniken abgelehnt, wo sie als Ärztin Akupunktur vor Ort anbieten wollte. Allerdings würden sich die Kliniken hier wahrscheinlich ihr Geschäftsmodell kaputtmachen.

Akupunktur hat in Deutschland immer noch nicht den Stellenwert, wie z. B. in Ländern wie China oder Japan, wo dies seit über tausend Jahren praktiziert wird. Natürlich ist Akupunktur eine sehr sanfte Methode und darf auf keinen Fall als Allheilmittel verstanden werden. Es gibt sogar Scharlatane, die meinen, Akupunktur helfe bei Krebs. Das ist natürlich Schwachsinn und widerspricht auch komplett dem Sinn von Akupunktur. Bei Krebs würde sich die Wirkung, wenn überhaupt, darauf beschränken, die kranken Zellen zu vermehren, was natürlich nicht beabsichtigt ist.

Ich sehe Akupunktur mehr als sehr sanfte Unterstützung mit praktisch keinen Nebenwirkungen, von einer kleinen möglichen Entzündung an der Einstichstelle einmal abgesehen. Immer unter der Voraussetzung natürlich, dass ein Fachmann oder eine Fachfrau die Behandlung durchführt.

Die Ärztin meinte noch, dass die Behandlung auf jeden Fall ohne Unterbrechung durchgeführt werden müsste, also einmal wöchentlich ohne Pause. Da wir für Mitte Mai unseren ersten Urlaub seit knapp einem Jahr geplant hatten, beschlossen wir, mit der Behandlung Ende Mai zu beginnen.

Der erste Urlaub seit langem

Da wir uns praktisch die letzten zwölf Monate lang in die gewollte Schwangerschaft hineingesteigert hatten, waren wir leider auch ein wenig ausgebrannt. Also entschlossen wir uns, Mitte Mai für eine Woche nach Teneriffa zu fliegen und auszuspannen. Wir wollten auf andere Gedanken kommen, eine Woche nichts tun außer Urlaub machen, schlafen, gut essen und dann von vorne anfangen. Da auf den Kanarischen Inseln praktisch 360 Tage im Jahr die Sonne scheint und das Klima und vor allem die Luftfeuchtigkeit wesentlich angenehmer als in Deutschland sind, mussten wir uns um das Wetter schon mal keine Gedanken machen.

Da wir wirklich ausspannen und auf keinen Fall Party machen wollten, entschieden wir uns für die Costa del Silencio ganz im Süden der Insel. In unserem Ort gab es fast mehr Papageien auf den Bäumen als Touristen. Wir wohnten in einem sehr ruhigen guten Drei-Sterne-Hotel. Außer uns waren dort hauptsächlich englische und ich glaube ein paar französische und holländische Touristen. Der einzige Nachteil in dem Ort war, dass es nicht so wirklich tolle Strände gab. Lediglich zwei kleine, an denen fast nur die Einheimischen waren, zumindest wurde dort nur Spanisch gesprochen, was uns aber überhaupt nicht störte. Wenn uns diese Strände nicht reichten, fuhren wir mit dem Bus zur Playa de las Americas, also ca. 30 Minuten Fahrzeit. Dort waren zwar mehr Touristen, aber man konnte dort auch besser baden und etwas besser einkaufen, also auch Lebensmittel. Abends gingen wir nach dem sehr guten Essen (wir hatten Halbpension gebucht) immer im Ort spazieren. Die bergige Landschaft mit den vielen Klippen war hierfür wirklich perfekt.

Mancher Leser mag sich jetzt fragen, warum ich all dies schreibe? Schließlich ist dies ja kein Reiseführer. Es geht mir in erster Linie darum, den Lesern klarzumachen, dass ein guter Urlaub wirklich Wunder wirken kann. Wenn man sich in etwas zu sehr hineinsteigert, arbeitet man nicht mehr auf das Ziel hin, sondern höchstens noch daran vorbei. Natürlich gibt es einen Urlaub nicht umsonst, aber wir haben damals für zwei Personen inkl. Flug und Hotel mit Halbpension ungefähr 900 € übers Internet bezahlt. Für diejenigen, die nicht so viel Geld haben: Versucht, einen etwas günstigeren Urlaub zu finden! Geht eine Zeit lang abends oder am Wochenende nicht essen oder versucht, sonst irgendwo Geld einzusparen! Aber MACHT URLAUB! Würde ich eine Top 5 Liste erstellen, über die Dinge, die uns am meisten geholfen haben, wäre dieser Urlaub auf jeden Fall dabei. Auch wenn es jetzt etwas hart klingen mag, aber wer keine 900 € für Urlaub hat, der hat auch keine 1500 € Eigenanteil für die erste Befruchtung. Und mit einer künstlichen Befruchtung muss es noch lange nicht klappen. Selbst die Ärzte haben von zwei bis drei Behandlungen à 1500 € gesprochen. Ach ja, bestimmte Medikamente, Spritzen usw. kommen noch oben drauf.

Es ist natürlich richtig, dass auch durch den besten Urlaub ein Paar mit Problemen noch nicht schwanger wird, aber es ist ein weiterer richtiger Schritt. Auf jeden Fall erholten wir uns damals im Urlaub gut, ich habe seit Jahren nicht mehr so gut geschlafen. Obwohl die Betten nicht die allerbesten waren, schliefen wir beide durchschnittlich zehn Stunden durch, was aber auch sicher an der sehr angenehmen Meeresluft liegen mochte. Zeit zum Üben blieb aber auch nach zehn Stunden Schlaf immer noch. Nach einer Woche kamen wir dann wieder in Deutschland an und warteten gespannt auf die nächste Woche. Dann hatten wir beide unsere erste Akupunktur-Sitzung.

Jetzt erst recht – Teil 2

Unsere erste Sitzung hatten wir beide noch zusammen. Dass ich als Mann mal bei einer Frauenärztin in Behandlung sein würde, hätte ich vorher nicht gedacht.

Nach einer kurzen Besprechung und erneuter kurzer Schilderung der Vorgehensweise fing sie auch schon mit dem Stechen der insgesamt zehn Nadeln pro Person an. Es gibt bestimmte Punkte, die für die jeweilige Behandlung, in diesem Fall die Verbesserung der Spermaqualität etc., besonders wichtig sind. In meinem Fall waren es damals u. a. Nadeln in der Hand, im Bereich der Knie, ein bis zwei im Rücken und die Nadel im Kopf zur Entspannung. Das hört sich alles wesentlich schlimmer an, als es wirklich war. Außer einem kurzen Pikser merkte man nicht wirklich etwas. Danach konnten wir auf Liegesesseln 30 Minuten entspannen, bis die Behandlung vorbei war – eigentlich ganz simpel und sogar entspannend. Nach Ende der Behandlung wurden die Nadeln entfernt und entsorgt. In Deutschland werden zum Glück nur Einwegnadeln verwendet. Alles andere finde ich nicht ganz so hygienisch.

Nachdem wir die 2 x 35 € bezahlt hatten, holten wir uns noch unsere restlichen Termine, in meinem Fall erst mal sechs weitere, in Annas Fall drei weitere. Die nächsten Termine machten wir jeweils getrennt, da es zeitlich besser passte. In meinem Fall fand ich die Montagstermine um 17.00 Uhr sehr angenehm, da die Praxis auf dem Nachhauseweg von der Arbeit lag. So musste ich einfach nur pünktlich Feierabend machen und noch nicht mal neue Ausreden erfinden. Anna legte ihre Termine an jeweils anderen Tagen, die ihr besser passten.

Es gibt sicherlich einige Leute, die nicht an Akupunktur glauben und dies sogar in Richtung Esoterik stellen wollen. Hierzu muss jeder seine eigenen Erfahrungen machen und sich selbst eine Meinung bilden. Anfangs war ich sicher auch etwas skeptisch, aber rückblickend würde ich der Akupunktur sicher einen nicht unerheblichen Anteil am Erfolg beimessen.

Es sei noch anzumerken, dass die Akupunktur zur Verbesserung der Spermaqualität gedacht war. Die Fälle, in denen z. B. in Folge einer Prostataoperation eine Impotenz aufgetreten ist, fallen hier nicht darunter. Hier führen, falls überhaupt, nur schulmedizinische Behandlungen zum gewünschten Erfolg. Hier möchte ich mich wirklich nicht als Fachmann aufspielen und empfehle auf jeden Fall, ärztlichen Rat einzuholen. Auch bin ich keinesfalls negativ gegenüber der Schulmedizin eingestellt. In vielen Fällen ist sie sicher die beste und einzige Lösung. Allerdings finde ich, man sollte auch Ärzten nicht blind vertrauen und sich manchmal lieber eine eigene Meinung bilden.

Die nächsten Wochen hatten wir dann jeweils einmal wöchentlich unsere Sitzungen. Der Ablauf war eigentlich immer mehr oder weniger der gleiche, was sicher auch sinnvoll war. Schließlich ging es hier ja nicht um Abwechslung, sondern darum, endlich Erfolge zu erzielen. Ich hatte insgesamt sieben Akupunktur-Behandlungen und Anna vier. Insgesamt verursachte dies Kosten in Höhe von 385 € – verglichen mit den Kosten in der Klinik also immer noch sehr wenig.

Die Akupunktur empfanden wir beide, unabhängig von dem Erfolg, als sehr entspannend. Vielleicht kam es uns damals nur so vor, aber in der Nacht nach den Behandlungen schliefen wir beide besser als sonst.

Obwohl wir von dem Erfolg der Akupunktur, der Ernährungsumstellung inkl. Folsäure und unseres Urlaubs überzeugt waren, entschlossen wir uns dazu, noch eine weitere Sache zu versuchen. Auch wenn diese Sache einigen Lesern vielleicht etwas komisch oder vielleicht sogar lächerlich vorkommen mag, möchte ich diese im nächsten Kapitel kurz erläutern.

„Wenn es einen Glauben gibt, der Berge versetzen kann, so ist es der Glaube an die eigene Kraft."

(Marie von Ebner-Eschenbach)

Die Reise nach Polen

Da wir unsere Erfolgschancen weiter erhöhen wollten, griffen wir auch noch zu einer etwas unbekannten und ungewöhnlichen Methode: Bioenergotherapie.

Bevor die ersten Leser anfangen, das Buch genervt zur Seite zu legen und mich als New Age Guru oder ähnlich bezeichnen, lassen Sie mich kurz erläutern, was dies eigentlich ist. Ich zitiere hier kurz eine Definition aus dem Internet:

„Ein Beispiel für die Alternativmedizin ist Bioenergotherapie. Bei dieser Form der Behandlung sind die Quelle der heilenden Eigenschaften die Bioenergotherapeuten selbst. Sie übertragen die Energie an den Patienten, dank der verschiedene Beschwerden bekämpft werden können.

Bioenergotherapie hat ihre Befürworter und Gegner. Wer nicht an die Wirksamkeit dieser Therapie glaubt, behauptet, dass keine wissenschaftlichen Studien die Existenz solcher Energie bestätigen. Laut Gegner, ist dies eine andere Form die Patienten auf der Grundlage von

nicht-konventionellen medizinischen Behandlungen abzuzocken. Einige jedoch bestätigen die therapeutische Wirkung des Energieflusses, die die Krankheit bekämpft, auf die die traditionellen Methoden nicht mehr wirken."
(Quelle: www.prdvs.ch/bioenergotherapie.html)

Ich gebe zu, dass ich dieser Sache anfangs sehr skeptisch gegenüberstand. Anna war hier etwas aufgeschlossener. Da sie in Polen aufgewachsen ist, kannte sie einen Mann in der Nähe der Stadt Konin, der bereits seit mehreren Jahrzehnten Menschen mit verschiedenen Problemen behandelte. Diverse Paare vor uns mit ähnlichen Problemen haben sich nach mehreren erfolglosen künstlichen Befruchtungen von ihm behandeln lassen. Die Frauen sind mehr oder weniger alle danach schwanger geworden.

Da ich immer noch skeptisch war und nicht mal eben so die ca. 600 km von uns zu Hause zu einem mir unbekannten Mann fahren wollte, hörte sich Anna im (entfernten) Bekanntenkreis um und fand zwei Paare, die vor einigen Jahren bei ihm in Behandlung waren. Beide Paare hatten ebenfalls jahrelang Schwierigkeiten, ein Paar hatte zwei erfolglose künstliche Befruchtungen hinten sich. Bei beiden Paaren wurde die Frau nach einigen

Monaten schwanger. Was die Paare noch unternommen hatten, weiß ich leider nicht. Aber beide waren mindestens fünfmal bei dem Mann in Behandlung.

Da unsere Akupunktur-Sitzungen vorbei waren und wir sowieso vorhatten, Annas Familie in Polen mal wieder zu besuchen, entschlossen wir uns, Ende Juli ein paar Tage nach Polen zu fahren und der Bioenergotherapie eine Chance zu geben.

Die anderen Paare hatten die Behandlungen jeweils im Abstand von vier bis sieben Tagen durchführen lassen und dann insgesamt fünf bis sieben Behandlungen. Sie hatten aber nur einen Anfahrtsweg von max. 100 km. Da wir aber weder einen Monat in Polen bleiben noch ständig anreisen konnten, entschieden wir uns für den „Crash-Kurs".

Da der Ort Konin in der Nähe der A2 in Polen liegt, fuhren wir von zu Hause fast die gesamte Strecke auf der Autobahn und waren so nach gut sieben Stunden vor Ort. Auf der polnischen Autobahn sind wir zwar von der Polizei geblitzt worden und sollten erst 200 € Strafe bezahlen. Da Anna aber recht überzeugend gegenüber (männlichen) Polizisten sein kann, bezahlten wir mit etwas Weinen und einer kleinen Geschichte am Ende gar nichts. Wobei ich mit meinen 10 bis 15 Worten Polnisch eigentlich nur blöd daneben stand und abwartete, was passiert. Als Bemerkung am Rande: Wir fuhren knapp 70 km/h wo nur 40 km/h erlaubt waren. Ich hatte aber das Schild leider übersehen. Ansonsten bin ich kein krankhafter Raser. Die Kontrolle war vor einer Mautstelle, ansonsten darf man in Polen natürlich schneller als 40km/h fahren.

Vor Ort hatten wir dann ein volles Programm. Wir nahmen uns ca. 3 km von der Praxis des Therapeuten entfernt ein Motel und durften uns dann ein- bis zweimal pro Tag über drei Tage verteilt behandeln lassen. Die erste Behandlung war bereits am Ankunftstag um 17.00 Uhr. Da wir bereits um 7.00 Uhr morgens losgefahren waren, war dies natürlich etwas anstrengend.

Die Praxis befand sich im Nebengebäude eines älteren Hauses auf einem großen Grundstück, wo der Therapeut mit seiner Frau auch wohnte. Er muss zu dem Zeitpunkt bereits Ende 60 gewesen sein. An der Wand im Behandlungsraum hingen einige Urkunden, teilweise in englischer Sprache. Leider konnte er nicht so gut Englisch oder war etwas genervt davon, dass ich nicht besonders gut Polnisch sprach, daher musste ich mir alles übersetzen lassen. Nachdem Anna ihm die Sachlage und Problematik erklärt hatte (vorab ebenfalls schon am Telefon), fing er mit ihr an. Da wir zusammen im Behandlungszimmer waren, konnte ich mir schon mal einen Eindruck machen, was gleich auf mich zukommen würde.

Für jemanden wie mich, der zwar Erfahrung mit alternativer Medizin, z. B. mit Akupunktur, hatte, aber zum ersten Mal beim Bioenergotherapeuten war, wirkte es anfangs etwas ungewöhnlich. So wie Osteopathen arbeiten sie auch nur mit den Händen. Ich will hier auch gar nicht zu sehr ins Detail gehen, dafür habe ich von dem Thema, auch nach dieser Erfahrung, immer noch nicht genug Ahnung. Daher gebe ich nur kurz wieder, was ich selbst sah und was Anna mir im Anschluss alles übersetzte. Ich überlasse jedem Leser, was er oder sie davon glaubt und sich möglicherweise zunutze macht. Wie gesagt, war ich selbst zu diesem Zeitpunkt noch etwas skeptisch. Zum Erfolg komme ich an späterer Stelle. Die Behandlung war für uns beide mehr oder weniger identisch, daher gebe ich alles nur einmal wieder.

Angefangen hat er mit einer Art Pendel, mit dessen Hilfe er prüfte, welche Dinge dem Körper fehlen, z. B. Kalzium oder Eisen. Diese Prozedur dauerte pro Person etwa eine Minute. Danach legten wir uns einzeln auf eine Liege. Dann arbeitete er mit den Händen, allerdings ohne den Körper zu berühren. Dies dauerte jeweils ca. 3 bis 5 Minuten, beim ersten Mal denke ich so gute 5 Minuten. Zum Schluss standen wir auf und er berührte uns jeweils kurz mit den Händen im Rückenbereich und arbeitete nochmals mit seinem Pendel. Die erste Behandlung dauerte pro Person ca. 12 Minuten zzgl. Problemerklärung und Nachbesprechung.

Unsere nächsten Termine hatten wir an den beiden nächsten Tagen jeweils morgens und abends, insgesamt also fünf Behandlungen. Wir mussten also zwei Übernachtungen in einem Motel buchen. Für jemanden aus der Großstadt gibt es in dem Ort nicht wirklich viel zu tun. Da wir unsere Behandlungen jeweils um 8.00 Uhr und um 16.00 Uhr hatten, hatten wir rund Dreiviertel des Tages frei. Es gibt einige kleinere Sehenswürdigkeiten wie die gotische Bartholomäus-Kirche. Wir besuchten an den beiden Tagen praktisch alle halbwegs bekannten Sehenswürdigkeiten.

Die restlichen vier Behandlungen liefen mehr oder weniger gleich ab. Zum Schluss fragte Anna den Therapeuten noch, wie er die Erfolgsaussichten sieht. Er meinte, es sollte in den nächsten Monaten mit der Schwangerschaft klappen. Dass wir Akupunktur gemacht hatten, fand er auf jeden Fall gut. Ob der Mann einfach nur gut geraten hatte, vielleicht sogar so etwas wie hellseherische Fähigkeiten hatte oder dies nur gesagt hatte, um uns zu beruhigen, wissen wir leider nicht. Da die Kritiken über ihn von diversen Leuten ausschließlich positiv waren, dachten wir an dieser Stelle einfach positiv und glaubten ihm.

Er gab uns noch die Adresse eines Heilpraktikers, der ungefähr 40 km von ihm entfernt seine Praxis hat. Wir besuchten auf der Fahrt dorthin noch kurz Annas Tante und Onkel. Wie sich herausstellte, kannten sie den Heilpraktiker auch und hatten sehr gute Erfahrungen mit ihm gemacht.

Da der Heilpraktiker auch ohne Termin behandelt und an dem Tag zum Glück noch bis 19.00 Uhr Sprechstunde hatte, mussten wir wenigstens nicht noch eine Nacht vor Ort bleiben. Er untersuchte uns dann beide und meinte, es würde wahrscheinlich nicht ganz einfach werden, aber es war aber auf keinen Fall unmöglich. Immerhin hatten wir ja bereits Akupunktur und diverse andere Sachen gemacht. Anschließend schrieb er uns noch ein paar homöopathische Medikamente und eine Kräutertee-Mischung auf. Direkt nebenan war auch eine Apotheke, die alle Sachen im Angebot hatte. Die Sitzung beim Heilpraktiker dauerte zusammen ungefähr 45 Minuten und kostete zusammen umgerechnet 40 €, die Medikamente noch einmal ungefähr 60 €. In Deutschland hätten wir bestimmt das Drei- oder Vierfache bezahlt. Bei Heilpraktikern muss man natürlich vorsichtig sein. Es gibt viele, die nicht wirklich Ahnung haben und dann irgendetwas machen oder verschreiben, was nicht hilft. Aber die Kritiken, die wir auch anschließend noch hörten, waren allesamt positiv.

Danach fuhren wir noch ein paar Tage zu Annas Eltern, die 100 km weiter in Richtung Frankfurt/Oder wohnten. Da dies sowieso auf dem Weg nach Hause lag, mussten wir dieses Mal wenigstens nicht die ganzen 600 km am Stück fahren und konnten noch einen Kurzurlaub machen.

Anfang August kamen wir dann wieder in Deutschland an.

Zusammenfassung der bisherigen Ereignisse

Von der Endbesprechung und dem ersten Schock in der Klinik waren bis jetzt knapp vier Monate vergangen. In diesen vier Monaten hatten wir wirklich einiges geschafft: Wir veränderten zuerst unsere grundlegende Einstellung, stellten die Ernährung fast komplett um, nahmen beide jeden Tag Nahrungsergänzungsmittel wie Folsäure, Zink, Vitamine (zusätzlich zu einer ausgeglichenen und vitaminreichen Ernährung) ein, hatten mehrere Akupunktur-Sitzungen hinter uns und fünf Termine bei einem Bioenergotherapeuten und einen beim Heilpraktiker absolviert. Eine Woche Erholungsurlaub machten wir auch noch.

Jede Nacht mindestens sieben, besser acht Stunden Schlaf sowie regelmäßige Bewegung und Sport machten wir vorher schon. Mit dem Sport würde ich es aber auch nicht übertreiben. Ich kenne einige Marathon-Jogger und gesünder als ich, der nicht ganz so viel Sport treibt, sind sie auch nicht. Entweder haben sie Knie-Probleme oder haben im Winter ständig eine Erkältung, weil sie bei Minusgraden 60 Minuten joggen waren.

Ach ja, regelmäßige, also mindestens jährliche, Check-up-Untersuchungen beim Arzt, inkl. EKG, Blutbild etc. würde ich auch jedem empfehlen, unabhängig von einem Schwangerschaftswunsch oder sonstigen Problemen. Das Rauchen sollte man auch nicht unbedingt übertreiben. Ich hatte während meiner Schulzeit zwar einen Alkohol dauertrinkenden, 2 Schachteln Zigaretten am Tag rauchenden Lehrer, der mit über 50 noch Vater geworden ist, aber das ist wohl eher die Ausnahme.

An dieser Stelle soll mich bitte niemand falsch verstehen: Wir sind keine Heiligen und leben auch nicht wie Mönche im Kloster. Gelegentlich auch ein bisschen Spaß und Alkohol in Maßen schadet nicht so sehr. Allerdings würde ich keine Party-Exzesse bis 6.00 Uhr morgens inkl. Alkohol und Fast-Food sechsmal die Woche empfehlen.

Was ich auch jedem empfehlen würde, ist ein Entgiftungsprogramm um Gifte wie Schwermetalle etc. aus dem Körper auszuleiten. Die Schwermetalle wie Quecksilber, Aluminium etc. befinden sich zum Beispiel in Impfstoffen. Aber auch Leute die, wie ich, nicht geimpft sind, können durch andere Dinge wie Deodorants, Verzehr von bestimmten Fisch und anderen Dingen solche Gifte im Körper haben. Es gibt diverse Entgiftungsprogramme und ich empfehle allen Leuten sich mit dem Thema eingehend auseinanderzusetzen, unabhängig von einem Schwangerschaftswunsch.

Zurück zum eigentlichen Thema: Da wir im Kalender schon den Monat August 2011 sahen, und wir im Laufe der ganzen Zeit schon fast Mengenrabatt auf die Schwangerschaftstests bekamen, fragten wir uns, wie es wohl weitergehen mochte. Auf jeden Fall waren wir neugierig, was die ganzen Sachen so genützt haben.

Ein erneutes Spermiogramm ließen wir übrigens nie wieder machen. Die beiden ersten Tests mit der Entnahme zu Hause waren leider zu ungenau und die Klinik wollten wir diesbezüglich wirklich nicht mehr aufsuchen, zumal sie auch gesagt hatten, der nächste und einzige Schritt wäre eine künstliche Befruchtung. Auch sahen wir dies nicht wirklich für uns als nützlich an und so verbrachten wir die Zeit lieber anders, z. B. mit Üben.

In einer unser Lieblings-Online-Apotheken kauften wir dann noch drei Schwangerschaftstests. Hier würde ich wirklich jedem raten, online zu kaufen. Dort bezahlt man für gute Tests teilweise nur 50 % des Preises in der Apotheke vor Ort. Allerdings würde ich wirklich etwas auf die Qualität achten. Manche Tests sind leider wirklich nicht sehr genau. Wir hatten anfangs sogar einen Test, der bei korrekter Durchführung (man kann hier ja eigentlich nicht viel falsch machen) keinen Strich anzeigte. Wir kauften dann immer einen Test von der gleichen Firma, die auch eine bekannte Pilzcreme für Frauen herstellt. Der Test kostete online 3,50 € und ist sehr gut. Bei vielen Apotheken kann man bereits ab 15 oder 20 € versandkostenfrei online einkaufen.

Ach ja, eine kleine Änderung haben wir noch gemacht, die jedes Paar zumindest einmal in Erwägung ziehen sollte: Wir verabschiedeten uns von den ganz penetranten und nervigen Bekannten mit immer den gleichen Fragen und Sprüchen. Das kostet praktisch nichts und verbessert zumindest etwas die Stimmung, selbst wenn es mit der Schwangerschaft noch etwas dauern sollte. Wie oft kann ein Paar mit Schwangerschaftsproblemen schon die Frage ertragen: „Bist du jetzt endlich schwanger oder immer noch nicht…?" Jetzt würden wir zwar keine Weihnachtsemail mit Anhang und Fotos der Kinder mehr bekommen, die für uns immer das absolute Highlight des Jahres war, aber das war halt der Preis, den wir zahlen mussten.

Währenddessen gaben wir bei der Arbeit unser Bestes, nicht noch unnötig Überstunden zu machen und so wenigstens etwas Zeit für uns zu haben. Zum Glück hatten wir beide damals recht gute Arbeitgeber, die nicht immer nur „Überstunden" und „Die Firma geht vor" schrien. Natürlich muss man seine Arbeit machen, aber übertreiben muss man es auch nicht.

Dass die innere Einstellung auch sehr wichtig ist, hatte ich ja schon mehrfach erwähnt. Wir lernten während dieser Zeit auch, uns nicht zu sehr in die Sache hineinzusteigern und die Dinge einfach mal laufen zu lassen. Jede Woche ein neuer Test bringt hier wirklich keine Vorteile, zumal ja auch nicht jeder Tag ein „Test-Tag" ist und ein Test, der zu früh durchgeführt wird, kann ja nur negativ sein. Mit „die Dinge laufen zu lassen" meine ich natürlich nicht, alles schleifen zu lassen. Aber manchmal passiert gerade dann etwas Positives, wenn man am wenigsten damit rechnet…

Der gefühlte dreiundneunzigste Test

Inzwischen schrieben wir bereits Mitte August. Vor einiger Zeit hatten wir uns die DVD von Fast & Furious 5 gekauft und beschlossen, uns die DVD an einem Samstagabend ein zweites Mal anzusehen.

Jetzt fragen sich wahrscheinlich viele, warum er diesen Kram schreibt? Ich will hier keine Werbung für einen, meiner Meinung nach, sehr guten und unterhaltsamen Film machen. Es geht mir hier nur darum, eine passende (und auch der Wahrheit entsprechende) Einleitung zu finden.

Wir haben dann den Film angefangen anzusehen und uns spontan entschlossen, nach rund einer halben Stunde eine Pause einzulegen. Da man bei einer DVD jederzeit pausieren kann und später an der gleichen Stelle weitermachen kann, mussten wir uns hier auch keinem unnötigen Stress aussetzen und konnten die Pause dann ausgiebig nutzen…

Obwohl wir ja, wie sich der Leser sicher denken kann, bereits diverse Male geübt hatten – wie oft hatten wir natürlich nicht gezählt – war es diesmal irgendwie anders. Ich rede jetzt mehr von dem geistigen als von dem körperlichen Prozess. Es ist schwer zu beschreiben, irgendwie hatte ich vor meinem geistigen Auge eine Art Intuition, dass es diesmal möglicherweise endlich geklappt haben könnte. Als wir anschließend darüber kurz sprachen, stellten wir fest, dass es uns beiden so ging.

Jetzt werden sicher einige Leser einwenden, dass man den genauen Empfängnistag fast nie oder zumindest nur sehr schwer bestimmen kann, außer vielleicht man hat nur einmal im Monat Sex und die Frau ist anschließend schwanger, dann ist das schon einfacher. Das traf auf uns natürlich nicht zu, obwohl die Woche zuvor für uns beide auf der Arbeit recht stressig war und wir nicht so viel Zeit füreinander hatten. Die Tage danach waren auch wieder etwas stressiger und wir hatten bis zum Ende der folgenden Woche wieder nicht so viel Zeit. So gesehen war es eine Woche mit durchaus unterdurchschnittlichem Verkehr. Da man den Zeitraum der Empfängnis aber immerhin mit Hilfe des Entbindungstermins auf zwei bis drei Wochen genau eingrenzen kann, war unsere Intuition vielleicht nicht ganz so falsch, aber hundertprozentig können wir es natürlich nicht sagen.

Da wir beide gerne mal ein verlängertes Wochenende machen und dann Freitag und/oder Montag Urlaub nehmen, entschieden wir uns Anfang September, am Montag den 12. September 2011 in den Hansapark an der Ostsee zu fahren und einen Tag Kurzurlaub zu machen. Da ein guter Bekannter dort arbeitet, können wir ein- bis zweimal pro Jahr außerhalb der großen Schulferien dort umsonst rein.

Seit dem Fast & Furious 5-Wochenende war bereits genug Zeit vergangen, um mal wieder einen Schwangerschaftstest zu machen. Die diversen Tests vorher mit jeweils einem oder einmal auch keinem Strich hatten wir alle entsorgt, da wir keinen Grund gesehen hatten, diese aufzubewahren.

Da man die Tests am besten morgens durchführen soll, machten wir an diesem Montag gegen 7.00 Uhr einen erneuten Test. Obwohl die Spannung nach zahlreichen negativen Tests abnimmt – viele Paare können dies sicher nachvollziehen – waren wir diesmal positiv gestimmt. Als dann erst mal wieder der eine Kontrollstreifen kam, dachten wir uns zunächst nichts, dieser soll ja jedes Mal kommen. Also legten wir den Test beiseite und warteten kurz ab. Als dann langsam ein zweiter

Strich zu sehen war, war unsere erste Reaktion, dass der Test möglicherweise defekt ist und wir wussten nicht, ob der Strich wieder verschwinden würde oder nicht. Als er dann langsam immer dicker wurde und deutlicher zu sehen war, konnten wir es zunächst nicht glauben. Da selbst der beste Test nicht den Besuch beim Frauenarzt ersetzt, entschlossen wir uns kurzfristig, den zweiten unserer drei neuen Tests auch zu benutzen.

Nach so einer langen Zeit und diversen Tests wollten wir jetzt endlich Gewissheit haben und nicht stattdessen 3,50 € für den Test einsparen. Ein Besuch bei der Frauenärztin wäre ja frühestens am nächsten Tag, eher sogar später, möglich gewesen. Als dann der zweite Test auch positiv war, konnten wir diesmal relativ sicher sein.

Es ist, gerade im Nachhinein, schwer zu beschreiben, wie man sich in so einem Augenblick fühlt. Zum einen freuten wir uns sehr, endlich Eltern zu werden, mehr wahrscheinlich sogar als viele Paare, bei denen es sofort oder sehr schnell geklappt hat, da wir ja sehr lange darauf warten mussten. Das zweite sehr überwältigende Gefühl war, dass wir es endlich – nach all den Zweifeln, dem Spermiogramm mit 96 % Kopfdefekten etc., den dummen Fragen und Sprüchen von sogenannten Freunden und dem Kommentar des Chefarztes, wir könnten eine Schwangerschaft ohne künstliche Befruchtung vergessen – allen gezeigt hatten und das erreicht hatten, wofür wir so lange gekämpft hatten. Jede Person, die schon mal etwas erreicht hat, was andere für unmöglich gehalten hatten, kann dies sicher nachvollziehen, unabhängig von der positiven Nachricht der Schwangerschaft. Normalerweise würde man bei positiven Nachrichten z. B. eine Flasche Sekt oder Champagner aufmachen. Da Anna jetzt aber schwanger war und ich den Chauffeur zum Hansapark gemacht hatte, stießen wir stattdessen mit Orangensaft an.

Da wir neugierig waren, wann das Baby denn ungefähr auf die Welt kommen würde, schauten wir kurz im Internet, welches Datum uns dort präsentiert werden würde. Dies ist natürlich nur ein ungefähres Datum bzw. ein ungefährer Zeitraum, selbst der Frauenarzt kann den Tag nicht genau bestimmen. Darum kommen auch sehr viele Kinder vor oder nach dem Stichtag auf die Welt. Uns wurde auf zwei Seiten nach Eingabe der letzten Menstruation sowie 28 Tage oder mehr etc. der Zeitraum 15. bis 20. Mai 2012 präsentiert. Da wir beide im Herbst bzw. Winter Geburtstag haben, war dies doch mal eine Abwechslung.

Die lang ersehnte Schwangerschaft

In diesem Kapitel möchte ich die restlichen acht Monate der Schwangerschaft beschreiben. Da natürlich nicht jede kleine Sache von Interesse ist, habe ich mich bemüht, nur das Wesentliche zu schreiben.

Auf die Frage, welche Maßnahme denn den größten Erfolg hatte und wie dann ungefähr der Anteil der restlichen Sachen war, kann ich natürlich keine hundertprozentige Antwort geben. Es waren sicherlich alle Sachen zusammen, wobei die Akupunktur, die Ernährungsumstellung inkl. Folsäure etc. und der Bioenergotherapeut die jeweils größten Anteile hatten. Hätten wir z. B. nur die Ernährung umgestellt und Urlaub gemacht, hätte dies sicherlich nicht gereicht. Am Ende war es wahrscheinlich das Gesamtpaket, das den Erfolg gebracht hat. Eine Garantie gibt es natürlich niemals, die hatten wir auch nicht. Aber wir haben bewiesen, dass man auch mit einem sehr schlechten Spermiogramm ohne künstliche Befruchtung schwanger werden kann, wenn man nur fest überzeugt ist und auf das Ziel eisern hinarbeitet, ohne sich natürlich hineinzusteigern. Da aber jeder Mensch anders ist, muss jedes Paar hier selbst entscheiden und eventuell etwas probieren.

Jetzt aber zurück zur eigentlichen Schwangerschaft: Als Erstes waren da natürlich die Untersuchung bei der Frauenärztin und die offizielle Bestätigung der Schwangerschaft. Der Termin war eine Woche nach den beiden Tests. Die Ärztin freute sich natürlich und meinte, dann habe die Akupunktur ja geholfen. Nachdem sie Anna untersucht hatte und die Schwangerschaft dann „offiziell" gemacht hatte, berechnete sie als voraussichtlichen Entbindungstermin den 15. Mai 2012.

Bei der Arbeit entschlossen wir uns, jeweils die Sache mehr oder weniger geheim zu halten. Hier hatten wir beide noch diese Sache mit den ersten drei Monaten im Kopf, wo das Risiko mit am höchsten ist. Nach so langer Zeit wollten wir wirklich kein unnötiges Risiko eingehen. Anna sagte lediglich den absolut notwendigen Leuten in ihrer Firma Bescheid und bat um Diskretion. Als Mann ist man da etwas besser dran. Hier muss man theoretisch erst Bescheid sagen, kurz bevor man den einen Tag Sonderurlaub haben will und dann ggf. sieben Wochen vorher die Elternzeit anmelden. Da ich aber nicht gleich nach der

Geburt Elternzeit nehmen wollte, informierte ich erst nach rund sechs Monaten die nötigen Leute und bat ebenfalls um Diskretion.

Während der restlichen Zeit mussten wir uns natürlich mit solchen Sachen wie der Kinderzimmerrenovierung, Wiege bzw. Beistellbett, Kinderwagen etc. auseinandersetzen. Das Zimmer richteten wir nach und nach ein, nur die Wände wollten wir anfangs noch nicht streichen, da wir ja noch nicht wussten, ob rosa oder blau.

Nach fünf Monaten hatten wir dann die Ultraschalluntersuchung, wo festgestellt werden kann, ob es ein Junge oder ein Mädchen werden wird. Viele Paare wollen dies bewusst nicht wissen und warten bis nach der Entbindung. Dies ist natürlich jedem selbst überlassen. Wir waren dann aber doch neugierig. Nachdem die Ärztin ein paar Minuten schaute, ob alles in Ordnung ist, sah sie dann nach und fragte, was wir denn gerne hätten. Das Wichtigste ist natürlich, dass das Kind gesund ist. Wir wünschten uns als Erstes ein Mädchen, dann meinte sie so etwas wie, genau das wird es zu 95 % auch. Hundertprozentig legt sich natürlich kein Arzt fest.

Also konnten wir dann die Wände in Rosa streichen und mit der Namenssuche anfangen. Nachdem wir gegenseitig die Vorschläge des anderen gestrichen hatten, mit denen wir gar nichts anfangen konnten, hatten wir noch sechs Namen. Am Ende entschieden wir uns für Samantha. Samantha war meine Idee, wobei ich versprechen musste, beim nächsten Kind Anna den Vornamen aussuchen zu lassen. Sollte es ein Junge werden, wäre es kein großes Problem, da wir hier ziemlich gleiche Vorstellungen hatten.

Nachdem dann der Name ausgesucht und das Kinderzimmer soweit fertig war, mussten wir noch eine Babyschale fürs Auto und einen Kinderwagen kaufen. Die Babyschale war kein Problem, der Kinderwagen schon eher. Ich war hier relativ flexibel, er sollte nur praktisch und natürlich sicher und bequem für das Baby sein. Frauen haben hier wahrscheinlich andere Vorstellungen. Um es kurz zu machen, wir haben am Ende drei Kinderwagen gekauft und zwei davon umgetauscht. Der eine war zu groß, der zweite war optisch doch nicht so wie gewünscht und der dritte war schließlich OK. Ich wollte zum Schluss wirklich nichts mehr mit Kinderwagen zu tun haben. Der Autokauf Ende 2011 war da wesentlich einfacher.

Die regelmäßigen Kontrolluntersuchungen nahm Anna natürlich auch wahr, auch wenn diese zu Hause manchmal etwas untergegangen sind.

Inzwischen hatten wir bereits Anfang Mai 2012 und mussten praktisch täglich mit der Fahrt in die Klinik rechnen. Meine größte Sorge hier war noch, dass ich mit dem Auto je nach Verkehrslage ca. 40 Minuten nach Hause benötigte, mit der Bahn noch länger. Von uns bis zum Krankenhaus waren es nochmal ca. 30 bis 40 Minuten, da wir etwas außerhalb wohnen. Da aber das erste Kind in der Regel nicht innerhalb von ein bis zwei Stunden kommt und die Wehen oftmals abends beginnen, waren wir doch beruhigt. Auf der Arbeit hatte ich bereits angekündigt, ab einem bestimmten Tag erst mal ein paar Tage nicht zur Arbeit zu kommen. Wann genau wusste ich natürlich nicht. Das geht aber sicher allen Männern so. Die Frauen dürfen ja bereits sechs Wochen vorher zzgl. eventuellem Resturlaub zu Hause bleiben. Dafür müssen sie dann aber auch die Kinder zur Welt bringen. Hier bewundere ich die Frauen, auch wenn sie nicht wirklich eine Wahl haben. Ich hätte für kein Geld der Welt tauschen wollen. Blut zu sehen, bereitet mir zwar überhaupt keine Probleme, aber die Schmerzen wären mir wohl doch zu viel geworden.

Unabhängig davon gingen wir ab Anfang Mai jeden Tag mit dem Gedanken ins Bett, nachts aufzustehen und ins Krankenhaus zu fahren.

„Freiheit bedeutet Verantwortlichkeit, das ist der Grund, weshalb die meisten Menschen sich vor ihr fürchten."

(George Bernard Shaw)

Es geht endlich los

Es war Samstag der 12. Mai 2012 und ich war
inzwischen schon fast automatisch mindestens
einmal nachts wach, Anna konnte im neunten
Monat sowieso nicht mehr ganz so gut schlafen.
Wie gewohnt gingen wir gegen 21.30 Uhr ins Bett,
wir waren ja inzwischen schon recht dicht am
Stichtag dran.

Ich schlief relativ schnell ein und wurde dann
gegen 22.30 Uhr geweckt, da es anscheinend
losging – die Fruchtblase war geplatzt. Da wir
gerade Zähneputzen etc. erledigt hatten, mussten
wir uns eigentlich nur anziehen, im Krankenhaus
anrufen und die Tasche ins Auto laden. Der
Verkehr war um diese Zeit natürlich sehr
angenehm, wir kamen gegen 23.15 Uhr im
Krankenhaus an. Auf der Entbindungsstation war
es auch angenehm ruhig und nicht sehr voll. Als
Erstes wird jede Frau dann an das CTG
angeschlossen, um die Herztöne des Babys und die
Wehen zu messen, das ist absoluter Standard bei
jeder Entbindung. Bei normalen Geburten ist bis
kurz vor der Entbindung nicht mal ein Gynäkologe
anwesend, die gesamte Entbindung wird von einer
Hebamme geleitet. Die Ärzte sind hier sozusagen

nur Helfer bzw. Assistenten, auch wenn sie natürlich etwas mehr verdienen als die Hebammen.

Unsere Hebamme war damals ca. 50 Jahre alt und wirkte, ohne sie nachträglich zu kritisieren, etwas genervt, wahrscheinlich nicht wegen uns, sondern sie hatte vermutlich nur einen schlechten Tag gehabt. Die Schicht ging von 22.00 Uhr bis 6.00 Uhr morgens, also hatten wir noch ein paar Stunden zusammen zu arbeiten.

Auf die Frage, ob wir beim ersten Kind nervös wären, kann ich nur sagen, dass ich selbst nicht besonders nervös war. Wie bereits geschrieben, habe ich kein Problem mit Blut und Krankenhäusern. Da sowohl die Schwangerschaft als auch die Voruntersuchungen ohne Probleme verliefen, hatten wir hier zusätzliche Sicherheit. Einige Männer in dem Geburtsvorbereitungskurs waren bereits Wochen vorher viel nervöser. Da mir der Kurs bzw. die zwei Abende für die Männer leider überhaupt nichts gebracht hatten außer Rückenschmerzen vom Sitzen auf dem Fußboden, ging ich auch nur einmal zum Kurs. Es ist hier jedem selbst überlassen, ob er so einen Kurs braucht. Die Techniken, die die Hebamme in dem Kurs beim ersten Mal gezeigt hatte, kamen bei uns zumindest bei keiner Entbindung zur Anwendung.

Anna hatte verständlicherweise etwas Angst wegen der bevorstehenden Schmerzen. Männer haben es da etwas leichter, auch wenn bereits einige Männer während der Entbindung ohnmächtig geworden sind.

Zurück zur eigentlichen Entbindung: Um Mitternacht war der Muttermund nur 1 cm geöffnet, nötig sind 10 cm. Daher meinte die Hebamme, es würde hier sicher noch rund acht bis zehn Stunden dauern, da man in der Regel von 1 bis 2 cm pro Stunde bei der ersten Entbindung ausgeht. Das ist natürlich nur ein Richtwert, Ausnahmen gibt es hier sicher einige.

Ich kann nur empfehlen, eine Badewanne zu nutzen, da das warme Wasser auf jeden Fall unterstützend wirkt. Von der ganz großen 800 bis 1000 l Wanne würde ich aber abraten. Bis die vollgelaufen ist, ist das Wasser bereits wieder abgekühlt; da die meisten großen Wannen einen Wasserfilter haben, läuft das Wasser nur sehr langsam.

Da ich die ganze Zeit dabei war, hatte die Hebamme die ersten drei Stunden nicht ganz so viel zu tun, von dem CTG, Blutdruck messen und zwei kurzen Untersuchungen einmal abgesehen. Da die Nachtschicht davon ausging, es würde noch einige Zeit dauern, stellten sie uns sogar ein Zimmer mit Bett zur Verfügung. Warum genau, weiß ich nicht, schlafen kann ein Paar im Krankenhaus kurz vor der Entbindung doch eigentlich nicht mehr wirklich. Gegen 3.30 Uhr prüfte die Hebamme nochmal kurz den Stand der Dinge. Als wir dann bei 6 cm waren, war sie etwas überrascht und meinte, wir dürften langsam in den Kreißsaal. Vorher ist man in der Regel nur in einer Art Vorzimmer oder geht auf dem Flur spazieren.

„Nicht weil es schwer ist, wagen wir es nicht, sondern weil wir es nicht wagen, ist es schwer.“

(Lucius Annaeus Seneca)

Die erste Geburt

Um 4.00 Uhr morgens waren wir dann im eigentlichen Kreißsaal, der zum Glück auch etwas größer als das Vorzimmer war und auch eine breite Fensterfront hatte. Der Vorraum bestand nur aus einem kleinen Raum mit Liege, CTG und einem Badezimmer mit Badewanne. Hier gibt es aber sicherlich Unterschiede zwischen den Krankenhäusern.

Die Hebamme hatte vermutlich insgeheim gehofft, dass die Geburt erst gegen 8.00 Uhr stattfinden würde, ab 6.00 Uhr wäre nämlich die Frühschicht dran gewesen. Da aber alles schneller ging, als wir alle gedacht hatten, durften wir wohl doch bis zum Ende zusammenarbeiten. Als gegen 5.15 Uhr die Geburt kurz bevorstand, rief die Hebamme den Arzt dazu. Es war ein noch sehr junger Arzt, der sich kurz vorstellte. Da Frauen kurz vor der Entbindung, sagen wir mal, recht angespannt sind, interessierte Anna der Name nicht so sehr. Nachdem die letzten 30 Minuten dann doch sehr anstrengend waren, ging zwischenzeitlich die Sonne auf. Da der Kreißsaal die Fenster in Richtung Osten hatte, konnten wir, nachdem um kurz vor sechs Samantha auf die Welt kam, noch den Rest des Sonnenaufgangs sehen. Von der Anmeldung im Kreißsaal bis zur Entbindung hatte es insgesamt nur gut sechs Stunden gedauert.

Zu sehen, wie das erste Kind auf die Welt kommt, war schon ein sehr bewegender Augenblick. Es heißt ja auch, diese Sekunden verändern dein Leben. Ich wünsche allen betroffenen Lesern und Leserinnen, dass sie dies auch eines Tages erleben dürfen. Vielleicht gibt dieses Buch etwas Hoffnung und ein paar Anregungen.

Die Hebamme konnte um 6.00 Uhr rechtzeitig ihre Schicht beenden, während die Frühschicht solche Dinge wie messen, wiegen etc. übernehmen durfte. Als der Arzt genäht hatte, konnten wir uns in Ruhe mit ihm unterhalten. Wie sich herausstellte, kam er aus demselben Ort wie wir und sollte in einigen Jahren die Praxis seines Vaters übernehmen, nachdem er die 60monatige Facharztweiterbildung absolviert haben würde. Hierzu später noch kurz mehr. Nachdem alle Dinge wie Messen, Wiegen etc. erledigt waren und die erste Untersuchung (U1) durchgeführt worden war, ging es aufs Zimmer. Es steht theoretisch jedem Paar offen, nach der ersten Untersuchung nach Hause zu gehen, das Krankenhaus kann einen hier nicht festhalten. Allerdings würde ich dies generell nicht empfehlen. Am dritten Tag wird die zweite Untersuchung (U2) durchgeführt, die Frau wird noch ein- bis zweimal von einem Frauenarzt untersucht, die Schwestern beraten beim Stillen und vieles mehr. Beim ersten Kind sofort nach Hause zu gehen macht wirklich kaum jemand. Es ist für alle besser, wenn die Frau wenigsten bis zum dritten Tag wartet und dann noch die U2 machen lässt. Andernfalls müsste man mit dem Baby zwischen dem dritten und zehnten Tag zum Kinderarzt vor Ort. Im Krankenhaus wird alles auf einer Station erledigt. Auch haben sehr viele Frauen beim ersten Kind noch mit dem Stillen Probleme. Ich habe hier keine genauen Zahlen, aber selbst die Krankenschwestern meinten, es ginge beim ersten Kind beinahe den meisten Frauen so. Anna blieb noch bis zum Dienstag im Krankenhaus, also zwei Nächte. Da die Geburt morgens war, konnte die U2 am Dienstagmittag stattfinden. Das Baby muss nämlich mindestens 48 Stunden alt sein, wie wir an späterer Stelle noch lernen durften. Ich hatte die ganze Woche noch Urlaub, blieb tagsüber im Krankenhaus und schlief nachts zu Hause.

Da man die ersten Wochen nach der Geburt Anspruch auf eine Hebamme hat, die nach Hause kommt, bei Bedarf sogar fünf- bis siebenmal pro

Woche, mussten wir die Dienste des Krankenhauses nicht noch länger in Anspruch nehmen.

Nachdem Anna und Samantha am 15. Mai, dem berechneten Entbindungstermin, gegen 14.00 Uhr zu Hause ankamen, waren wir ab sofort zu dritt.

„Das Unmögliche ist oft auch das Unversuchte.“

(Jim Goodwin)

Samanthas erstes Jahr

Da dies kein Tagebuch aus Elternsicht ist, habe ich mich in dem ersten Jahr auf das Wesentliche beschränkt. Viele Dinge werden anderen Eltern wohl an der einen oder anderen Stelle ähnlich ergangen sein.

Die Hebamme kam die ersten drei Wochen fast täglich, da es anfangs Probleme mit dem Stillen gab. Sie war sehr engagiert und arbeitete teilweise sieben Tage die Woche. Auf jeden Fall hatte sie auch sehr viel Ahnung. Mit ihr konnten wir die kleinen Anfangsschwierigkeiten recht gut bewältigen.

Was das Schlafen anging, war Samantha zum Glück ein sehr einfaches Kind. Natürlich wollte sie nachts gelegentlich nicht schlafen und man durfte dann eine Stunde bei ihr sitzen, aber ansonsten schlief sie auch tagsüber sehr gut. Gegen die teilweise recht lauten Hintergrundgeräusche der doch sehr „verständnisvollen" Nachbarschaft ließen wir später das Radio als leise Hintergrundmusik laufen, da alles andere, inklusive Gespräche, nicht wirklich etwas brachte.

Was gerade in den ersten sechs Monaten recht anstrengend ist, sind die permanenten Untersuchungen beim Kinderarzt, nach ca. sechs Wochen, nach drei Monaten und dann wieder nach sechs Monaten. Die Ärztin, die wir anfangs hatten, machte sogar noch eine Zwischenuntersuchung nach weniger als drei Monaten. Da wir mit ihr aber gar nicht zufrieden waren, wechselten wir den Arzt. Aber insgesamt durften wir in den ersten sechs Monaten viermal zum Kinderarzt, obwohl Samantha in dieser Zeit immer gesund war. Ich kann verstehen, dass das Kindeswohl im Vordergrund steht, aber ein gesundes Kind ständig zum Arzt zu schicken, ist meiner Meinung nach etwas übertrieben. Teilweise ist hier die Gefahr, dass das Kind sich im Wartezimmer ansteckt größer als der Nutzen. Ist ein Kind krank, gehen die meisten Eltern doch sicherlich sowieso zum Arzt. Samantha war aber das gesamte erste Jahr immer gesund, bis auf einen ganz leichten Schnupfen.

Da sie zum Glück im Großen und Ganzen ein recht pflegeleichtes Kind war, konnten wir uns nach und nach an das Elternsein gewöhnen.

Als Samantha dann neun Monate alt war, entschlossen wir uns, im Februar 2013 eine Woche nach Fuerteventura zu fliegen. Die Flugzeit beträgt hier rund viereinhalb Stunden und im Februar liegt die Temperatur dort bei rund 20 Grad. Da wir ein Komplettpaket inkl. Vollpension und Transfer vom Flughafen zum Hotel gebucht hatten, mussten wir uns um fast nichts kümmern. Die Flugzeit konnten wir mit Stillen etwas überbrücken. In dem Hotel waren recht viele Gäste mit Kindern. Da Samantha im Kinderwagen tagsüber sehr viel schlief, konnten wir bei 25 Grad und einer Woche Sonne ohne Regen tagsüber spazieren gehen und etwas ausspannen. Ausflüge sind aber mit ganz kleinen Kindern eher schwierig, daher verzichteten wir auf Tagesausflüge dann doch und blieben in der näheren Umgebung.

Nachdem wir wieder im kalten und verschneiten Deutschland waren, überlegten wir uns, wie es mit der weiteren Kinderplanung aussehen könnte. Da wir eigentlich immer mindestens zwei Kinder haben wollten, weil das Leben als Einzelkind doch teilweise recht einsam sein kann, überlegten wir, wie wir weiter vorgehen. Da der Abstand zwischen den Kindern nicht zu groß sein sollte, mussten wir die Entscheidung möglichst noch in diesem Jahr treffen, da die neun Monate Schwangerschaft immer noch dazukommen.

Da wir auch nicht genau wussten, wie lange die Behandlungserfolge noch anhalten würden, wollten wir auch nicht zu lange warten. Wir nahmen zwar beide weiterhin Folsäure etc. und ernährten uns gesund, aber Akupunktur hatten wir seit damals nicht mehr gemacht.

Da wir nach der ersten Schwangerschaft wenigstens ein knappes Jahr abwarten wollten, entschlossen wir uns im April 2013 dazu, es nochmal zu versuchen.

„Ausdauer hilft, wenn alles andere versagt.“

(Weisheit aus China)

Der erste Geburtstag und wie es weitergeht

Wie bereits geschrieben, hatten wir keine Akupunktur-Sitzungen und fuhren auch nicht mehr zum Bioenergotherapeuten. Da wir inzwischen ein kleines Kind zu Hause hatten, waren wir nicht mehr ganz so flexibel und brauchten auch jedes Mal einen Babysitter. Das ganze Programm von damals hätten wir mit einem kleinen Kind nicht geschafft. Man macht all das sozusagen, um ein kleines Kind zu bekommen und dann verzichtet man aus Zeitgründen darauf.

In die Krippe ging Samantha nie, das wollten wir beide nicht. Hinzu kam noch, dass bei uns im Ort ein Krippenplatz nicht unter 450 € pro Monat zu bekommen war, in Hamburg war er teilweise umsonst. Anna entschloss sich stattdessen, erst mal zwei Jahre Elternzeit zu nehmen. Bevor ich hier von einigen Lesern als Machoschwein beschimpft werde, sei noch angemerkt, dass ich in der Firma immer sehr früh anfing und meistens gegen 16.00 Uhr zu Hause war. Elternzeit nahm ich zu einem späteren Zeitpunkt, hierzu komme ich aber noch.

Bevor wir möglicherweise wieder Akupunktur gemacht hätten, wollten wir zumindest zwei Monate probieren, ob es auch ohne geht. Dieses Mal kann ich leider kein besonderes Ereignis wie damals schildern. Wir probierten, ob es klappen würde und dann, kurz vor Samanthas erstem Geburtstag, machten wir einen Schwangerschaftstest. Dieses Mal hatten wir einen anderen Test, der dritte Test von damals war plötzlich verschwunden. Der neue, bisher unbekannte Test war negativ. Wir warteten natürlich lange genug, da ein Test sonst keinen Sinn macht. Nicht, dass wir erwartet hätten, gleich wieder schwanger zu sein, aber Anna war bereits seit einer Woche sehr übel. Wir dachten uns zuerst nichts dabei, der Test war ja negativ.

Am 13. Mai 2013 feierten wir Samanthas ersten Geburtstag. Da wir beide hier nicht ganz so viele Familienmitglieder in der Nähe haben, kamen nur meine Mutter und ein ganz kleiner Kreis. Ein Kind hat mit zwölf Monaten noch nicht ganz so viele Freunde. Auch wenn Samantha das einzige Kind war, freute sie sich über ihren ersten Geburtstag sehr, selbst wenn sie vielleicht noch nicht ganz den Sinn verstand.

Nachdem Anna nach einigen weiteren Tagen immer noch übel war, ging sie zu ihrer Hausärztin, während meine Mutter auf Samantha aufpasste. Die Ärztin fragte gleich, ob sie möglicherweise schwanger sei. Da der Test negativ war, meinte sie nur, wahrscheinlich nicht. Die Ärztin vermutete einen Magen-Darm-Virus und verschrieb ihr leichte Tropfen. Im Nachhinein wäre es sicher klüger gewesen, lieber gleich zur Frauenärztin zu gehen. Die Hausärztin hatte leider auch kein Ultraschallgerät.

Nachdem die Tropfen nicht geholfen hatten und die Übelkeit eher schlimmer als besser wurde, kauften wir unseren Lieblingstest aus der Apotheke, diesmal zum fast doppelten Preis. Das war die Strafe dafür, nicht gleich mehrere gute Tests als Vorrat gehabt zu haben. Hier empfehle ich jedem Paar, kauft euch vier bis fünf gute Tests und achtet auf die Haltbarkeit – ist immer noch besser als hektisch in der Mittagspause zur Apotheke zu laufen und dort einzeln die Tests zum überhöhten Preis zu kaufen.

Am nächsten Morgen machten wir bzw. machte Anna dann den zweiten Test. Dieser war nach zwei Minuten positiv. Wären nicht die Übelkeit und der erste Test nicht ein recht günstiger gewesen, hätten wir wahrscheinlich noch einen Test gemacht, aber so waren wir uns relativ sicher. Dass es diesmal so schnell wieder klappen würde, hätten wir beide nicht gedacht. Da die zweite Schwangerschaft geplant war, freuten wir uns natürlich sehr.

Die Frauenärztin bestätigte die Schwangerschaft knapp eine Woche später und meinte, die Akupunktur habe sehr gut und lange gewirkt. Wir hatten selbst mit Mitte Februar oder noch etwas später gerechnet, aber die Ärztin berechnete als voraussichtlichen Entbindungstermin den 20. Januar 2014. Also war Anna an Samanthas Geburtstag bereits schwanger gewesen, auch wenn wir davon noch nichts geahnt hatten.

Mit der Bestätigung und dem doch etwas überraschenden Termin fuhr sie nach Hause und wir fingen abends mit der weiteren Planung an.

Die zweite Schwangerschaft

Inzwischen hatten wir bereits Juni 2013. Da die Kinder ungefähr 20 Monate Altersunterschied haben würden, könnten sie später zumindest gut miteinander spielen.

Einen zweiten Kinderwagen kauften wir auch kurzfristig. Allerdings kauften wir für Samantha einen neuen Wagen für Kinder, die schon mindestens ein Jahr alt sind. So konnte das Baby den bereits vorhandenen haben und Samantha bekam dann kurzerhand den neuen. Zweimal der gleiche Wagen hätte auch nicht wirklich Sinn gemacht. Eine Babyschale hatten wir bereits, für Samantha hatten wir vor einiger Zeit einen Autositz für Kinder, die über sechs Monate alt sind, gekauft. Die größeren Anschaffungen halten sich bei dem zweiten Kind etwas in Grenzen. Das meiste kauft man wahrscheinlich beim ersten Kind. Sollte es wieder ein Mädchen werden, hatten wir bereits auch etwas Kleidung, wobei die Strampelanzüge zum Teil für Jungen und Mädchen zu verwenden sind. Und Schuhe sollte man wirklich neu kaufen – hierbei an der falschen Stelle zu sparen, würde am Ende mehr schaden als nutzen.

Die meiste Arbeit machte höchstens das Kinderzimmer. Wir hatten im Obergeschoss des Hauses eine ältere Küche, die der Vorbesitzer eingebaut hatte, wir aber nie benutzt hatten. Allerdings mussten hier Fliesen abgeschlagen werden, die Wände vom Maler verputzt werden und ein neuer Fußboden musste auch her. Da wir im Herbst 2013 sowieso die Klempner im Haus hatten, konnten sie auch noch die Leitungen abklemmen bzw. zurückführen. Da wir einiges nebenbei machten oder haben machen lassen, zog sich der Umbau über sechs Wochen hin.

Die Vorsorgeuntersuchungen verliefen eigentlich ohne weitere Probleme. Allerdings hatte Anna das Gefühl, dass der Entbindungstermin falsch berechnet wurde. In den ersten zwei bis drei Monaten kann der Arzt ihn noch korrigieren, danach nicht mehr wirklich, da die Kinder sich im Mutterleib in Bezug auf Größe und Gewicht nicht mehr alle gleich entwickeln und eine Berechnung zu ungenau werden würde. Die Ärztin beließ den Termin aber auf dem 20. Januar 2014.

Ende Oktober hatten wir den Ultraschalltermin, bei dem in der Regel das Geschlecht festgestellt werden kann. Da wir die Wände bisher noch nicht gestrichen hatten, lediglich die Decke in Weiß, waren wir doch gespannt. Wir hatten uns allerdings zu früh gefreut, diesmal konnte man nicht sehen, ob es ein Mädchen oder ein Junge werden würde. Hier reicht es bereits aus, wenn das Baby zum Zeitpunkt der Untersuchung nicht in der „richtigen Richtung" liegt.

Also entschlossen wir uns, die Wände erst mal in Weiß zu streichen und wenn das Baby dann da wäre, zwei Wände entweder in Rosa oder Hellblau.

Die nötigen Sachen hatten wir bis Weihnachten soweit alle gekauft, einzelne Kleidungsstücke in Blau konnten wir dann spontan kaufen, Kleidung für Mädchen in Größe 50+ hatten wir noch. Mit dem Kinderwagen ging es diesmal zum Glück auch einfacher. Einen Namen hatten wir allerdings auch nach Weihnachten noch nicht wirklich gefunden. Sollte es ein Junge werden, hatten wir uns für Brian entschieden, im Falle eines Mädchens hatten wir noch keinen Konsens erzielt. Anna hatte zwar diesmal die erste Wahl und ich nur die zweite, aber sämtliche ihrer Vorschläge gefielen mir nicht und umgekehrt leider auch. Bis Anfang Januar 2014 hatten wir uns auf jeweils vier Vorschläge geeinigt, wobei wir die gegenseitigen Vorschläge immer noch nicht super fanden.

Anfang Januar hatte Anna die Vorbesprechung im Krankenhaus. Dies ist, glaube ich, in jedem Krankenhaus in Deutschland Standard. Bei Samantha passierte hier eigentlich nichts Außergewöhnliches. Diesmal allerdings korrigierten die Ärzte und Hebammen im Krankenhaus allerdings den Termin. Sie waren auch der Meinung, dass der 20. Januar auf jeden Fall zu früh wäre und trugen stattdessen den 31. Januar nach. Also hatten wir diesmal zwei Termine – der Termin der Frauenärztin war zwar weiterhin der offizielle Termin, aber das Krankenhaus, das schließlich die Entbindung durchführen würde, konnte im Zweifel auch den eigenen Termin nehmen. Dieser Termin war insbesondere von Bedeutung, da bei Überschreitung die Frau alle zwei bis drei Tage zur Kontrolle muss, vorher alle vier Wochen, dann alle zwei Wochen und zum Ende hin dann ungefähr jede Woche. Die Praxis war leider von zu Hause ca. 20 km entfernt und sowohl mit dem Auto als auch mit der Bahn nicht ganz optimal zu erreichen. Theoretisch kann die Frau auch alle zwei bis drei Tage ins Krankenhaus, aber wer will das schon? Die Klinik war zwar etwas dichter, aber auch immer noch 15 km entfernt.

Da nämlich am 20. Januar immer noch nichts passiert war und es auch nicht nach einer baldigen Entbindung aussah, hätte Anna ab diesem Termin alle zwei bis drei Tage zur Kontrolle müssen. Die Frauenärztin führte am 20. Januar (einem Montag) die Kontrolluntersuchung durch und sagte, Anna müsse zu den nächsten Kontrolluntersuchungen ins Krankenhaus. Da wir vorab schon eine Hebamme hatten, die zweimal die Woche nach Hause kam, machte diese dann zu Hause das CTG und überprüfte die Herztöne etc. Das Krankenhaus war damit nach telefonischer Rücksprache einverstanden, da wir beide davon ausgingen, dass der Termin Ende Januar wäre und nicht früher. Bei Problemen könnten wir gerne vorbeikommen. Also kam die Hebamme ab sofort alle zwei bis drei Tage nach Hause, was natürlich wesentlich angenehmer war, als ins Krankenhaus zu fahren.

Nachdem ich bei meiner Arbeit den 20. Januar als Termin angekündigt hatte, konnten sie mich Ende Januar schon beinahe nicht mehr sehen und meinten ständig: „Was willst du denn noch hier?" Als am 2. Februar (einem Sonntag) immer noch nichts passiert war, entschlossen wir uns, ins Krankenhaus zu fahren, da der letzte Ultraschall am 20. Januar gemacht worden war. Nachdem dort als erste Untersuchung mal wieder ein CTG gemacht wurde, machte die Frauenärztin noch Ultraschall. Da wir den Krankenhaus-Stichtag erst um wenige Tage überschritten hatten, bestand noch kein Grund dafür, die Geburt einzuleiten. Auf dem Ultraschall war auch alles in Ordnung, das Geschlecht war immer noch nicht ganz zu erkennen, sie meinte aber, es sehe eher nach einem Mädchen aus. Das Wichtigste war aber natürlich, dass alles in Ordnung war. Allerdings sollten wir am 5. Februar, also am folgenden Mittwoch, wieder zur Kontrolle kommen – CTG ist zwar ganz schön, aber Ultraschall ist bei Überschreiten des Termins noch wichtiger, da hier viel mehr festzustellen ist.

Als ich am Montag wieder zur Arbeit fuhr, fragten schon die Ersten scherzweise, ob ich mir die Schwangerschaft nur ausgedacht hätte. Nachdem bis Dienstag, 4. Februar, immer noch nichts passiert war, sahen wir uns gedanklich bereits wieder im Krankenhaus. An diesem Dienstag kam auch die Hebamme wieder zur Kontrolle. Wir wissen nicht hundertprozentig, was sie genau machte, ich war zu der Zeit auch bei der Arbeit, es war eine Art Massage, um die Wehen anzuregen. Die Hebammen unter den Leserinnen mögen entschuldigen, falls ich hier die Sache nicht ganz korrekt wiedergebe. Unabhängig von meiner mittelmäßigen Beschreibung begannen am späten Nachmittag dann die Wehen und wir fuhren gegen 21.00 Uhr ins Krankenhaus. Da wir Samantha natürlich nicht mitnehmen konnten, blieb meine Mutter als Babysitterin über Nacht. Gegen 21.30 Uhr kamen wir im Krankenhaus an.

„Stärke kommt nicht von Gewinnen. Du wächst an deinen Herausforderungen. Wenn du auf Widerstände triffst und dich entscheidest dran zu bleiben, das ist Stärke."

(Arnold Schwarzenegger)

Die lange zweite Entbindung

Da die erste Entbindung mit gut sechs Stunden recht schnell vorüber war, dachten wir, diese Entbindung würde bestimmt auch nicht länger dauern.

Die ersten Stunden waren wie beim ersten Mal, außer dass wir bereits nach einer Stunde in den Kreißsaal durften, da wir diesmal die große Badewanne ausprobieren wollten. Ich hatte bereits geschrieben, dass ich dies generell nicht empfehlen würde. Bis die 1000 l Wasser in der Badewanne drin waren, war das Wasser bereits nur noch lauwarm. Um die Wehen anzuregen, sollte das Wasser aber auf jeden Fall sehr warm sein. Warum ein Wasserfilter montiert war, kann ich nicht beantworten, die Hebamme konnte dies auch nicht. Die kleinen Standard-Badewannen haben auch keinen Wasserfilter. Nachdem wir gegen 2.00 Uhr morgens mit dem fast schon kalten Wasser auch nicht weiter waren, gab uns die Hebamme ein Getränk aus Eisenkraut zur Verbesserung der Wehen. Dies half leider auch nichts. Um 6.00 Uhr morgens hatten wir bereits die gesamte Nachtschicht mitgemacht und waren ungefähr bei 4 cm, nötig sind ja rund 10 cm. Die Entscheidung darüber, wie es weitergehen würde, lag bei der Frühschicht. Das Krankenhaus hätte uns am liebsten wieder nach Hause geschickt, was Anna aber auf keinen Fall wollte, ich hielt es auch nicht wirklich für hilfreich. Es waren zwar die ganze Zeit Wehen vorhanden, aber in zu großen Abständen und jeweils auch zu kurz. Da Anna bereits seit rund zwölf Stunden Wehen bzw. Schmerzen hatte, war sie natürlich recht genervt. Da es aber keinen Sinn gemacht hätte, unter Schmerzen wieder nach Hause zu fahren und dann womöglich ein paar Stunden später wiederzukommen, nervten wir die Frühschicht, noch mehr zu tun. Bisher gab es lediglich ein Getränk, das eigentlich dafür gedacht ist, den Abstand der Wehen zu verkürzen, wenn die Abstände kurz vor der Geburt noch zu lang sind. Hierzu komme ich an späterer Stelle noch kurz.

Die Frühschicht wollte allerdings noch ein paar Stunden abwarten. Sie hatten auch sichtlich mehr zu tun als die Nachschicht, dort war es eigentlich recht ruhig. Als wir gegen 9.00 Uhr bei 5 bis 6 cm waren und die Anspannung doch etwas stieg, schlug die leitende Hebamme, die gerade Frühschicht hatte, vor, falls wir nicht nach Hause fahren wollten, die Geburt einzuleiten, also „Ab an den Tropf". Was hier im Einzelnen enthalten ist, kann man recht einfach recherchieren. Da dies keine medizinische Abhandlung ist, gehe ich hier nicht näher darauf ein. Wären wir nicht bereits einige Tage über Termin gewesen, hätte uns das Krankenhaus sicher wieder nach Hause geschickt oder zumindest ein Zimmer für den Tag zur Verfügung gestellt. Immerhin blockierten wir seit rund zehn Stunden einen Kreißsaal. Gegen 10.00 Uhr wurde Anna an den Tropf angeschlossen. Nach inzwischen elf Stunden im Krankenhaus und bereits einigen Stunden vorher mit Wehenschmerzen zu Hause war es mit der Kraft und Ausdauer verständlicherweise nicht mehr ganz so weit her. Alle Leser, die sich mit dem Einleiten einer Geburt auskennen, wissen, dass es dann wirklich sehr schnell geht. Ab 10.45 Uhr hatte ich praktisch Toilettenverbot, da ich sonst womöglich die Geburt verpasst hätte. Inzwischen war außer uns beiden und der leitenden Hebamme auch eine ca. 50jährige sehr kompetente und nette Gynäkologin dabei. Normalerweise kommt der Arzt erst ganz kurz vor der Geburt, teilweise auch danach. Sowohl die Hebamme als auch die Ärztin waren sehr professionell und so kam mit Verzögerung und späterer Nachhilfe um kurz vor zwölf Scarlett auf die Welt.

Da die Prozedur im Krankenhaus im Großen und Ganzen die gleiche war, wie bei Samantha, beschreibe ich an dieser Stelle nicht mehr jede Einzelheit. Rückblickend kann ich nur sagen, dass es wohl noch nicht ganz ihre Zeit war. Es wäre sicher besser gewesen, auf die Massage der Hebamme verzichtet zu haben und lieber noch zwei oder drei Tage abgewartet zu haben. Wir hörten später von diversen Ärzten, dass inzwischen Überschreitungen von zehn bis vierzehn Tagen fast normal sind. Das Personal im Krankenhaus leistete sehr gute Arbeit und wir sind auch dankbar, dass dann doch alles noch klappte. Eine Sache können wir beide allerdings jetzt, im Jahr 2016, nicht ganz nachvollziehen. Es gibt üblicherweise vor dem „Wehentropf" noch einen Wehen-Cocktail, der ausschließlich auf pflanzlicher bzw. homöopathischer Basis ist und in vielen Fällen die Geburt ohne stärkere Mittel einleitet bzw. die Wehentätigkeit stark anregt. Warum das Krankenhaus dies nicht gemacht hat, kann ich bis heute nicht sagen. Zum Cocktail komme ich an späterer Stelle noch.

Am Freitagnachmittag, also zwei Tage nach der Geburt, wurden beide aus dem Krankenhaus entlassen und wir hatten ab jetzt zwei kleine Kinder zu Hause.

Das Leben mit zwei kleinen Kindern

Alle Leute, die zwei oder mehr kleine Kinder zu Hause haben, wissen, wie anstrengend dies manchmal sein kann. Samantha war gerade 21 Monate alt und verstand anfangs nicht ganz, dass sie jetzt eine kleine Schwester hatte, obwohl sie selbst noch „klein" war. Zu Beginn war sie noch recht eifersüchtig, später legte sich dies aber zum Glück nach und nach. Da wir zwei getrennte Kinderwagen hatten und nicht einen doppelten Geschwisterwagen, war ein Ausflug alleine zu Fuß, z. B. um einkaufen zu gehen, nicht wirklich möglich. Auch nach Samanthas zweitem Geburtstag konnte sie natürlich noch nicht große Strecken alleine laufen. Also hieß es erst mal, entweder mit dem Auto zu fahren oder Ausflüge zu Fuß nur zu zweit zu unternehmen. Als Samantha ungefähr 28 Monate alt war, kauften wir einen Tritt für den Kinderwagen, damit sie auf kurzen Strecken stehen konnte, während Scarlett im Wagen saß.

Nachdem sich Ende 2014 ein Abschnitt meines Lebens dem Ende zuneigte – die Beendigung eines langjährigen Arbeitsverhältnisses – entschloss ich mich dazu, endlich meine zwei Monate Elternzeit zu nehmen, die ich bei Samantha nicht genommen hatte, als Abschiedsgeschenk sozusagen. Mehr kann ich an dieser Stelle leider nicht schreiben. Die Juristen unter den Lesern ahnen vielleicht, worauf ich hinauswill.

Nachdem ich im Januar und Februar 2015 zwei Monate zu Hause bleiben durfte, konnte ich aus erster Hand erleben, was die Kindererziehung tagsüber so alles beinhaltet. Vorher beschränkte sich meine Arbeit auf abends, das Wochenende und den Urlaub. Die Frauen unter den Lesern wissen ja sicher, was ich meine, die Männer, die bereits zwei oder mehr Monate Elternzeit hatten, sicher auch. All jenen, die nicht wissen, was ich meine, sei gesagt, dass der Tag mit zwei kleinen Kindern ohne Nanny, Au-Pair oder Ähnliches sehr anstrengend sein kann. Bei der Arbeit hat „Mann" in der Regel einen einigermaßen geregelten Tagesablauf, von einigen Berufen mal abgesehen. Kleine Kinder wollen oder brauchen eigentlich immer etwas; schläft die eine, dann schläft die andere nicht. Später schafften wir es zumindest, dass beide einmal pro Tag gleichzeitig schliefen. Während dieser Zeit sprach ich kurz mit einem Klempner, der gerade zwei Monate Elternzeit hinter sich gebracht hatte. Obwohl er bei der Arbeit gut zu tun hatte, war er mehr als froh, wieder Klempner sein zu dürfen und nicht Hausmann. Das alles soll hier kein Gejammer und Meckern sein, schließlich war alles die eigene Entscheidung. Es soll nur meine Art sein, den Müttern wenigstens auf schriftlichem Wege ein bisschen Anerkennung zu zollen. Sie haben oftmals den wesentlich schwereren Job. Ein Kind, das im Kindergarten ist, geht noch einigermaßen, aber zwei oder drei kleine Kinder zu Hause sind schon eine echte Herausforderung.

Am 5. Februar 2015 bzw. am folgenden Samstag feierten wir im Kreise von zwölf Leuten Scarletts ersten Geburtstag. Da sie von ihrer großen Schwester schon sehr viel gelernt hatte, konnte sie bereits an ihrem ersten Geburtstag ohne Probleme alleine laufen (natürlich keine großen Fußmärsche) und sprach auch bereits etwas. Die Eifersucht hatte sich bis dahin endlich gelegt und beide fingen an, miteinander zu spielen. Ein einjähriges Kind spielt natürlich noch anders als ein dreijähriges, aber es war immerhin schon ein Anfang.

Mit der weiteren Familienplanung hatten wir keine konkreten Vorstellungen. Sollten wir noch ein Kind bekommen, würden wir uns freuen, aber wir fokussierten es nicht mehr, sondern ließen den Dingen einfach ihren Lauf. Dafür, dass uns vor knapp vier Jahren gesagt wurde, wir könnten auf natürlichem Wege niemals Eltern werden, hatten wir schon viel erreicht.

Wir ließen dann den Dingen, wie gesagt, freien Lauf…

„Warte nicht, bis alles genau richtig ist. Es wird niemals perfekt sein. Es wird immer Herausforderungen, Hindernisse und nicht optimale Bedingungen geben. Na und? Fang' jetzt an. Mit jedem Schritt, den du unternimmst, wirst du stärker und stärker, immer geschickter, immer selbstbewusster und immer erfolgreicher."

(Mark Victor Hansen)

Das (vorerst) letzte Kapitel

Nachdem wir uns in den letzten Wochen unserem „Schicksal ergeben" hatten, beschlossen wir, kurz nach Scarletts erstem Geburtstag eine Woche Urlaub auf Fuerteventura zu machen. Ich hatte noch Elternzeit und Kinder unter zwei Jahren zahlen für die Reise und den Flug fast nichts, müssen allerdings während des Fluges bei den Eltern auf dem Schoß sitzen. Der Urlaub war für alle sehr erholsam und die Kinder konnten auch im Winter mal draußen spielen ohne drei Jacken und fünf Mützen anziehen zu müssen.

Zurück in Deutschland feierten wir im Mai 2015 Samanthas dritten Geburtstag. Das Familienleben hatte sich zu Hause wieder etwas beruhigt. Bisher hatten wir zwei Tests gemacht, die allerdings negativ waren. Da Anna im ersten Jahr stillte, stellte sich die Frage des Alkoholtrinkens nicht, da sie inzwischen aber nicht mehr stillte und ggf. wieder mal ein Glas Rotwein trinken wollte, mussten wir zumindest sicher sein, dass sie nicht schwanger ist.

Inzwischen hatten wir bereits Juni 2015. Da Scarlett im Herbst 2014 einen größeren Kindersitz benötigte und Samantha natürlich ihren auch noch brauchte, kauften wir damals einen weiteren Kindersitz. Daher hatten wir die Babyschale wieder zur freien Verfügung. Das allein ist natürlich kein Grund für ein drittes Kind, aber wir waren da wie gesagt flexibel. Einen Minivan benötigt man erst ab vier Kindern, bei mehr als fünf Kindern dann schon wieder einen Astro-Van oder gleich einen Bus. Soweit wollten wir aber wirklich nicht gehen.

Ende Juni machten wir dann mal wieder einen Rotwein-Alibi-Test gemacht. Als dieser auf einmal positiv war, waren wir doch etwas überrascht. Übel war Anna bis zu diesem Tag nicht wirklich und der Test war eher pro forma gedacht. Natürlich freuten wir uns, aber dass unsere damalige selbsterstellte Therapie so lange anhalten würde, hätten selbst wir nicht gedacht.

Also stand hier mal wieder die offizielle Bestätigung durch den Frauenarzt an. Da die Frauenärztin von damals, die auch Akupunktur gemacht hatte, mit zwei kleinen Kindern zu weit entfernt lag, hatte sich Anna bereits 2014 einen neuen Arzt gesucht. Man sagt ja, man trifft sich im Leben immer zweimal. In diesem Fall stimmte dies zu 100 %. Wie das Schicksal so spielte, hatte der

Arzt, der bei Samanthas Entbindung genäht hatte, gerade die Praxis seines Vaters übernommen. Da wir mit ihm sehr zufrieden waren und die Praxis nur 2 km von uns zu Hause entfernt liegt, musste hier nicht lange überlegt werden. Die damalige Frauenärztin, der wir auf jeden Fall sehr dankbar für die Akupunktur sind, verstand das natürlich. Solange nicht beide Kinder wenigstens im Kindergarten waren, konnte man die Kontrolluntersuchungen während der Schwangerschaft und selbst die Vorsorge- untersuchungen ein- bis zweimal jährlich wirklich vergessen. Der Arzt kannte Anna natürlich noch aus dem Krankenhaus, er konnte sich Gesichter besser merken als ich, der ich mich an gefühlt jedes zweite Gesicht nicht erinnern kann. Im Krankenhaus vermissten sie ihn bereits, aber eine eigene Praxis von dem Vater zu übernehmen ist natürlich wesentlich besser als die Schichtarbeit als angestellter Arzt. Ich hatte selbst während meines Studiums drei Jahre Schichtarbeit und konnte das nachvollziehen.

Er gratulierte ihr und errechnete als Termin den 20. Februar 2016, meinte aber gleich, dass er den Termin in den nächsten Wochen noch anpassen würde, falls erforderlich. Bei Scarlett hatten wir ja etwas Stress diesbezüglich. Also hatten wir von

Anfang Juli an noch ungefähr siebeneinhalb
Monate Zeit, um uns erneut vorzubereiten.

121

Die letzte Schwangerschaft

In diesem Kapitel möchte ich nur kurz die besonderen Ereignisse zusammenfassen. Die Punkte, die mit den beiden ersten Schwangerschaften identisch sind, habe ich bewusst weggelassen.

Eine Babyschale, Kindersitze fürs Auto und Kleidung für die ersten Monate hatten wir ja genug. Zwei Kinderwagen inkl. Tritt zum Stehen hatten wir auch schon. Also war unsere größte Anschaffung praktisch ein zusammenklappbarer Kinderwagen für 30 € für Samantha. In unserem Kombi war zum Glück genug Platz für zwei Erwachsene und drei Kinder. Ein größeres Auto hätte auch vielleicht etwas das Budget gesprengt.

Die Schwangerschaft verlief im Großen und Ganzen ohne besondere Vorkommnisse. Der Frauenarzt war sehr gründlich und korrigierte den Termin während der ersten drei Monate auf den 29. Februar 2016, wir hatten mal wieder ein Schaltjahr. Ob dieses Datum unbedingt ein Traumtermin ist, muss jeder selbst entscheiden, obwohl auch der von mir geschätzte Tony Robbins am 29. Februar Geburtstag hat. Aber der Stichtag ist sowieso meistens nicht der Entbindungstag. Es ist, glaube ich, auch fast unmöglich, diesen hundertprozentig zu berechnen. Aber wenigstens hätte Anna erst ab dem 1. März alle zwei bis drei Tage zur Kontrolle gemusst und auch nur bei uns im Ort.

Nach fünf Monaten war wieder die Ultraschalluntersuchung. Diesmal konnte der Arzt recht gut erkennen, dass es wieder ein Mädchen werden würde. Sämtliche Leute, inkl. des Frauenarztes, fragten uns, ob wir jetzt nicht lieber einen Jungen haben wollen. Uns störte aber nicht, dass es wieder ein Mädchen werden sollte. Immerhin hatten wir nach zwei Kindern mehr als genug Kleidung, vieles davon nur einmal oder gar nicht angezogen und sie könnten dann in Zukunft auch gut miteinander spielen. Außerdem war ich nicht alleine im „Nur-Mädchen-Club". Meine Großeltern hatten drei Mädchen, Bruce Willis hat auch nur Töchter, selbst Vin Diesel hat drei Töchter. Man sagt auch „Jungs zeugen Jungs und Männer zeugen Mädchen". Dieser Spruch ist nicht von mir und soll auch auf keinen Fall die Leute beleidigen, die nur Jungs haben. Bei uns im Ort und auch im Bekanntenkreis gab es allerdings überdurchschnittlich viele Mädchen im Alter von unter vier Jahren. In der Spielgruppe für Kinder im

Ort gab es zeitweise über 80 % Mädchen. Zu meiner Zeit war das doch schwieriger: Da das Verhältnis ziemlich ausgeglichen war, musste man als Junge schon etwas bieten. Bei 80 % Mädchen muss „Mann" sich vielleicht nicht mal mehr rasieren…

Namenstechnisch hatten wir wieder die gleichen Probleme wie schon bei Scarlett. Allerdings erzielten wir nach zähen Verhandlungen am 31.12.2015 einen Durchbruch für beide Vornamen, wobei ich wieder nur die zweite Wahl hatte.

Bis zum voraussichtlichen Entbindungstermin lief alles eigentlich normal. Im März musste Anna allerdings alle zwei bis drei Tage zur Kontrolle. Da der Arzt direkt vor Ort war, musste meine Mutter die beiden Älteren nur jeweils ein bis zwei Stunden betreuen. Da bis zum 9. März immer noch nichts passiert war und es auch nicht nach einer unmittelbar bevorstehenden Geburt aussah, empfahl der Arzt, am 10. oder spätestens am 11. März ins Krankenhaus zu fahren. Da wir nach dem unnötigen Stress mit Scarlett auf keinen Fall nochmal eine Entbindung „erzwingen" wollten, entschlossen wir uns, nachdem am 9. März alles in Ordnung war, am 11. März ins Krankenhaus zur Kontrolle und Besprechung zu fahren.

Entbindung in zwei Akten

Obwohl wir jetzt schon fast zwei Wochen überfällig waren, ließen wir uns nicht aus der Ruhe bringen. Die Kontrollen beim Arzt hatten gezeigt, dass alles in Ordnung ist. Daher fuhren wir am Freitag, den 11. März, vormittags ins Krankenhaus zur Kontrolle. Dort wurde mal wieder mit dem CTG angefangen, danach machte die gleiche Frauenärztin, die bei Scarletts Geburt geholfen und genäht hatte, Ultraschall. Nachdem auch dort alles in Ordnung war, gab sie uns einen wehenfördernden Kräutertee mit. Da dies allerdings die sanfteste aller Methoden ist, bot sie natürlich keine Erfolgsgarantie. Der nächste Schritt wäre der bereits angesprochene Wehencocktail, dies wäre allerdings erst am nächsten Tag möglich. Theoretisch hätte Anna auch am Freitag den Cocktail trinken können, aber in Einverständnis mit der Ärztin entschlossen wir uns, noch einen Tag zu warten.

Auf dem Flur trafen wir ein Paar, bei dem die Frau auch am 29. Februar Stichtag hatte. Beide waren bereits das zweite Mal dort und die Frau durfte dann den Cocktail trinken. Dieser Cocktail enthält unter anderem Rizinusöl und keine Antibiotika oder Ähnliches – sieht aus wie ein Bananenshake und schmeckte laut der Frau auch ganz OK. Dieser Cocktail ist dann in der Regel der nächste Schritt. Warum wir bei Scarlett diesen Cocktail nicht bekommen haben, hatten wir uns bereits gefragt. Aber auch hier gibt es keine Garantie, bei manchen Frauen wirkt er und bei manchen nicht; wie wir gleich sehen werden, so auch hier.

Nachdem wir mit dem Kräutertee nach Hause gefahren waren, trank Anna einen Liter Tee zwangsweise innerhalb von einer guten Stunde. Ich probierte kurz – der Tee schmeckte, sagen wir mal, nicht ganz so gut. Nachdem der Tee leider nicht wirkte, entschlossen wir uns, am nächsten Tag, einem Samstag, morgens wieder ins Krankenhaus zu fahren. Meine Mutter übernachtete bereits seit Donnerstag als Babysitter bei uns, da wir ungern mit zwei kleinen Kindern ins Krankenhaus fahren wollten, was im Falle einer Entbindung auch ein wirkliches Problem gewesen wäre.

Da das Personal uns und besonders Anna bereits sehr gut kannte – wir hatten alle Entbindungen dort – wurde bereits überlegt, Stempelkarten für uns einzuführen. Der Vorschlag wurde dann aber wieder verworfen, stattdessen bekamen wir später ein Stammkundenpaket mit Windeln und Socken für das Baby.

Während wir auf dem Flur auf das erneute CTG warteten, trafen wir wieder das Pärchen vom gestrigen Tag. Der Cocktail hatte leider nicht gewirkt und sie mussten jetzt mit dem Personal überlegen, was zu tun sei. Nachdem das CTG auch bei uns nicht wirklich etwas Neues brachte, die Wehen waren noch viel zu unregelmäßig, mussten auch wir überlegen, was zu tun wäre. Wir entschieden uns dann einvernehmlich für den Wehencocktail.

Nach ca. 30 Minuten erneuter Wartezeit, da der Cocktail immer erst zubereitet wird, machten wir das, was wir schon so gut konnten, nämlich warten. Als kurz vor 11.00 Uhr der Cocktail serviert wurde und Anna ihn nach 10 Minuten ausgetrunken hatte, hieß es wieder warten. Zwei Stunden sind hier die Regel des Krankenhauses, außer natürlich die Wehen setzen früher ein. Also wären wir gegen 13.30 Uhr erneut mit dem CTG dran gewesen. Da die Parkplatzsituation, gerade am Wochenende, nicht die beste ist und wir pro Strecke ca. 30 Minuten gefahren wären, entschlossen wir uns dazu, im Krankenhaus Mittag zu essen, dann etwas spazieren zu gehen und zum Schluss noch im Auto zu sitzen.

Nachdem wir gegen 12.30 Uhr im Auto waren, fingen plötzlich die Wehen an, stärker und häufiger zu werden. Als die Wehen bis 13.00 Uhr immer stärker wurden, wollten wir nicht wirklich bis 13.30 Uhr warten und gingen gleich auf die Station. Die Hebammen, zu dieser Zeit eine sehr freundliche und hilfsbereite Praktikantin und eine Hebamme Ende 20, die auch sehr freundlich und hilfsbereit war, schickten uns direkt in den Kreißsaal. Ein erneutes CTG im Nebenraum sah zu diesem Zeitpunkt niemand als sehr hilfreich an und im Kreißsaal kann schließlich auch ein CTG gemacht werden. Wir kamen gegen 13.15 Uhr im Kreißsaal an.

Irgendwie haben wir es geschafft, bei drei Geburten im gleichen Krankenhaus jeweils einen anderen Kreißsaal zu bekommen, vor allem, wenn man bedenkt, dass das Krankenhaus nur drei Kreißsäle hat.

Der Cocktail schlug anscheinend sehr gut an und wir konnten diesmal wohl ohne Wehentropf auskommen. Um 14.00 Uhr war Schichtwechsel, wir bekamen dann eine neue Hebamme; die sehr freundliche und hilfsbereite Praktikantin war bis zum Schluss dabei. Die neue Hebamme war auch noch nicht so alt, vielleicht Anfangs 30 (ich hoffe, ich schätze hier richtig). Sie war auch sehr freundlich und sehr engagiert. Sie machte den Vorschlag, die Geburt im Stehen durchzuführen; die ersten beiden waren jeweils im Liegen. Die Schwerkraft wirkte im Stehen natürlich besser. Als die Wehen immer häufiger wurden, aber immer noch zu kurz waren, machte sie noch Eisenkraut als Getränk. Dieses Getränk wurde bei Scarlett auch serviert, allerdings zur falschen Zeit. Aus Erfahrung kann ich nur sagen, erst den Cocktail und dann das Eisenkraut. Ohne Cocktail bringt das Kraut meiner Meinung nach recht wenig.

Nebenan war eine recht laute Entbindung, daher hörten wir zur Beruhigung etwas Entspannungsmusik auf CD. Ich war hier zwar nur eine Art Verrichtungsgehilfe, aber mir wäre als Frau Entspannungsmusik auch lieber gewesen, als die Schreie einer Frau zu hören, die zur gleichen Zeit entbindet, auch wenn diese Schreie natürlich verständlich sind.

Nachdem das Eisenkraut die Wehen noch verstärkte, kam um kurz vor halb vier Vanessa auf die Welt. Da sie fast zwei Wochen überfällig war, war sie auch die Größte und die Schwerste von allen. Wir waren sehr froh, dass alles so gut und auch so schnell klappte und das ohne Wehentropf.

Obwohl die gesamte Zeit kein Frauenarzt dabei war – die Ärztin hatte mit einer komplizierteren Geburt zu tun – war die Teamarbeit diesmal am besten von allen Geburten. Sowohl die Hebamme als auch die Praktikantin leisteten sehr gute Arbeit und das Zusammenspiel von allen funktionierte diesmal am besten. Auch hatten alle Beteiligten genug Ahnung und Erfahrung, um ohne Frauenarzt auszukommen. Die Praktikantin hatte zwar ihren ersten Tag und, ich glaube, auch die erste Entbindung, aber sie hatte selbst zwei Kinder. Also waren wir alle keine „Jungfrauen" mehr, was die Erfahrung anging.

Die Ärztin kam später noch zum Nähen. Wir kannten uns auch bereits, sie hatte bei Scarlett die Ultraschalluntersuchung drei Tage vor der Entbindung gemacht. Annas Frauenarzt kannte sie natürlich auch noch aus seiner Zeit dort. Das Krankenhaus ist zum Glück nicht ganz so groß und daher eher als Familienkrankenhaus anzusehen. Es gibt hier durchaus Krankenhäuser, bei denen fast schon von Massenabfertigung gesprochen werden kann.

Die Zeit nach der Entbindung war dieses Mal mit Abstand am erholsamsten. Wir blieben noch bis ungefähr 18.30 Uhr im Kreißsaal, bekamen Essen, Vanessa wurde untersucht und gewogen und die Ärztin nähte in Ruhe. Das war wirklich angenehmer, als kurz nach der Entbindung ins Zimmer geschoben zu werden.

Auf dem Flur traf ich die Frau, die den Cocktail bereits 24 Stunden vorher bekommen hatte. Sie hatte die Entbindung immer noch vor sich, der Cocktail hatte überhaupt nicht gewirkt und sie bekam jetzt alle paar Stunden ein homöopathisches Mittel. Welches weiß ich nicht so genau, aber sie und ihr Mann hatten bereits ein Zimmer im Krankenhaus und sie durfte alle paar Stunden zur Untersuchung. Sie konnten einem schon leidtun, das erste Kind und dann eine Entbindung über mehrere Tage. Am nächsten Tag traf ich sie wieder auf dem Flur, sie hatte spät abends noch entbunden. Der Cocktail wirkt wie gesagt bei manchen Frauen gut und bei manchen Frauen gar nicht.

Da die Entbindung erst nachmittags war und die Babys zur U2 mindestens 48 Stunden alt sein mussten, war die Untersuchung erst am Dienstag. Der Kinderarzt kam aus einem anderen Krankenhaus und war nur bis 12.00 Uhr anwesend. Also holten wir alle am Dienstagmittag das dritte Mädchen aus dem Krankenhaus ab. Die beiden älteren Schwestern freuten sich beide sehr, nun zu dritt zu sein.

„Ärzte verschreiben Medikamente, von denen sie wenig wissen, gegen Krankheiten, von denen sie noch weniger wissen, für Menschen, von denen sie überhaupt nichts wissen.“

(Voltaire)

Die noch sehr kurze Zeit danach

Während ich diese Zeilen schreibe, ist Vanessa gerade zwei Monate alt geworden und wir stecken mitten in den Vorbereitungen für Samanthas vierten Geburtstag. Sie freut sich riesig, dass ihre Freundinnen sie besuchen kommen.

Ihren ersten Arztbesuch hat Vanessa mit der U3 auch schon hinter sich. Die Hebamme, diesmal wieder eine andere, leistete sehr gute Arbeit, auch wenn man beim dritten Kind nicht mehr so großen Bedarf hat. Da der Anspruch nach acht Wochen endet, hatte sie vor einer guten Woche den letzten Besuch bei uns. Vanessa ist bis zum heutigen Tag ein wirklich sehr liebes und ruhiges Kind. Es stimmt wirklich, was viele sagen: Das dritte Kind macht oft am wenigsten Arbeit. Natürlich kann man nach zwei Monaten nicht ganz so viel sagen, aber vieles merkt man schon am Anfang. Die beiden ersten sind natürlich auch lieb, waren aber schon von Anfang an sehr aktiv und haben sich oft bemerkbar gemacht. Wahrscheinlich sind alle drei Schwestern teilweise recht unterschiedliche Persönlichkeiten. Wir sind auf jeden Fall gespannt, wie es so weitergeht.

Zusammenfassung und Schlusswort

Es ist kaum zu glauben, wie viel in den letzten fünf Jahren passiert ist. Eben noch rennen wir von Arzt zu Arzt ständig in die Klinik und jetzt haben wir ohne künstliche Befruchtung oder ähnliche Dinge drei gesunde Kinder.

Angefangen hat alles im Jahr 2009 mit dem Entschluss, jetzt doch ein Kind haben zu wollen. Ich habe mich aber bewusst für die Zeit ab 2011 entschieden, da zwischen 2009 und Ende 2010 nicht ganz so viel passiert ist. Wir haben es zwar diverse Male probiert und auch die ersten Voruntersuchungen gehabt, aber der eigentliche Prozess fing erst Anfang 2011 an. In diesem Jahr hatten wir die diversen spezifischen Untersuchungen, die „Absage" aus der Klinik und unseren Entschluss, das Schicksal selbst in die Hand zu nehmen.

Rückblickend bin ich den Ärzten in der Klinik dankbar – zum einen für die ganzen Untersuchungen und auch für die offenen Worte, die ich zu keinem Zeitpunkt persönlich genommen habe. Mir ist es tausendmal lieber, jemand redet Klartext und ich weiß woran ich bin, als aneinander vorbeizureden. Anna war zwar am Anfang etwas genervt und geschockt, aber auch sie wurde dadurch wachgerüttelt. Ich weiß nicht, wie die Sache weitergegangen wäre, wenn die Klinik uns nicht „aufgeweckt" hätte. Vielleicht hätten wir es noch ein oder zwei Jahre probiert und dann genervt aufgegeben. Manchmal braucht eben jeder Mensch einen Tritt, um sich endlich zu bewegen und die Probleme anzugehen. Wir haben es übrigens bis heute versäumt, der Klinik ein Schreiben mit einem Foto der drei Kinder zu schicken, als Beweis, dass wir am Ende Recht hatten. Vielleicht schaffen wir es jetzt endlich, dies nachzuholen.

Es würde mich wirklich freuen, möglichst viele Paare wachzurütteln und ihnen einen Anstoß zu geben, ihren eigenen Weg zu gehen.

Welche einzelne Sache zu welchem Teil zum Erfolg beigetragen hat, kann man im Nachhinein, wie schon geschrieben, leider nicht beurteilen. Wahrscheinlich war es das Zusammenspiel von allen Einzelereignissen. Jede Sache für sich alleine genommen wäre wahrscheinlich zu wenig gewesen. Nur Akupunktur oder ein paar Liter Kräutertee reichen sicher nicht aus. Aber viele der Maßnahmen helfen auch bei anderen Dingen. Die

Ernährung umzustellen und mehr Fisch statt Fleisch, viel Obst und Gemüse sind sicher für jeden Menschen besser als Fast-Food und im Sommer sechsmal in der Woche grillen. Dass bestimmte fettreiche Ernährung das Risiko eines Herzinfarktes erhöht, wird jeder Arzt bestätigen. Folsäure und Vitaminergänzungsmittel über einen begrenzten Zeitraum können sicher auch nicht schaden. Akupunktur wird inzwischen sogar von vielen Ärzten als sanfte Ergänzung zur Schulmedizin gesehen. Anna und ich haben beide Anfang 2016 bei einer Internistin in der Nähe Akupunktur gegen Rückenschmerzen bekommen, Anna zusätzlich noch zur Geburtsvorbereitung. Bei manchen Problemen einen guten Heilpraktiker um Rat zu fragen, ist auch nicht immer falsch. Wobei man sich hier wirklich vorher umhören sollte, manche nehmen pro Sitzung 80 € und mehr und am Ende ist der Erfolg gleich Null. Aber ein guter Heilpraktiker als Ergänzung kann manchmal Wunder wirken. Ich gehe trotzdem weiterhin einmal im Jahr zur Kontrolle zum Arzt und lasse ein Blutbild und die Krebsvorsorge beim Urologen machen. Das eine schließt das andere ja nicht aus. Und schlechte Vertreter ihres Gewerbes findet man in jedem Land und in jedem Beruf. Hier liegt eben die Kunst, über die Jahre gute Leute zu finden und den Kontakt aufrechtzuerhalten. Auch darf man nicht vergessen, dass alle geschilderten Maßnahmen so gut wie keine Nebenwirkungen haben und alle Maßnahmen zusammengenommen vielleicht so viel wie der 50 % Eigenanteil an einer künstlichen Befruchtung kosten, selbst wenn man alles alleine bezahlt, was bei fast allen Maßnahmen der Fall ist.

Wie bereits eingangs geschrieben, bin ich nicht komplett gegen die Schulmedizin – es gibt natürlich auch Fälle, in denen eine künstliche Befruchtung die letzte Hoffnung für ein Paar ist. Auch wollte ich mich zu keinem Zeitpunkt als großer Fachmann präsentieren, der auf einmal alles besser weiß. Es ging mir nur darum, meine Sicht der Dinge zu schildern, so vielen Paaren wie möglich Hoffnung zu geben und einen anderen möglichen Weg zu präsentieren. Natürlich verspricht auch dieser Weg keine Garantie auf Erfolg. Aber eine solche Garantie gibt auch keine Klinik bei einer künstlichen Befruchtung.

Manche Leser werden mir an der einen oder anderen Stelle widersprechen, andere wiederum haben vielleicht eine komplett andere Ansicht oder hätten an einer Stelle anders gehandelt. Dies ist auch OK, der Sinn dieses Buch war ja nicht den größtmöglichen Konsens zu erzielen. Mir sind in den letzten Jahren Menschen begegnet, die nur auf die Schulmedizin vertrauen und Heilpraktiker und ähnliche Berufsgruppen komplett ablehnen, andere wiederum vertrauen nur auf die Traditionelle Chinesische Medizin (TCM), also Akupunktur und Ähnliches und nehmen anstatt Antibiotika nur homöopathische Mittel. Wie in den meisten Fällen liegt der beste Weg wahrscheinlich irgendwo in der Mitte. Bei jeder Kleinigkeit gleich Antibiotika oder Ähnliches zu schlucken ist vermutlich genauso falsch, wie bei Krebs auf Vitaminpräparate zu vertrauen.

Abschließend kann ich allen Leserinnen und Lesern nur das Beste und viel Erfolg wünschen. Lassen Sie sich ihre Träume von Niemand ausreden und kämpfen Sie immer dafür, woran Sie glauben.

Bevor im Anhang noch das Spermiogramm folgt, als Beweis sozusagen, dass ich mir all dies nicht ausgedacht habe, lassen Sie mich mit folgendem Zitat dieses Buch beenden:

„Die Definition eines erfolgreichen Menschen ist ein gewöhnlicher Mensch mit außergewöhnlicher Entschlossenheit. Man kann einen entschlossenen

Menschen nicht vom Erfolg abhalten. Wenn Sie ihm Stolpersteine in den Weg legen, nimmt er sie als Sprungbretter und klettert mit ihrer Hilfe weiter nach oben. Wer Erfolg hat, hat auch ein Ziel, einen Traum, macht Pläne und verfolgt sie. "

(Mary Kay Ash, Gründerin von Mary Kay Cosmetics)

Fotos / Anhang

Das berühmt berüchtigte Spermiogramm aus 2011 (den Namen der Klinik und der Ärzte habe ich entfernt):

Spermiogramm

WHO 5. Edition 2010

Ejakulationszeit:	11:45	
Karenztage:	3	

Bemerkungen:

Vollständige Verflüssigung (normal < 30 min)
ja, nach 15 min
nein ☐

Agglutination (nativ) nein

Farbe		gelb	
Konsistenz		normalflüssig	
pH-Wert	≥ 7.2	7,4	
Volumen	≥ 1.5	1,8	ml
Konzentration	≥ 15 x 10⁶/ml	184	10⁶/ml
Gesamtzahl	≥ 39 x 10⁶/Ejak.	331	10⁶/Ejak.

Morphologie

normale/abnormale Spermatozoen	3	97	%
(normal ≥ 4 % normale Formen)			
Art der Anomalie			
Kopfdefekte	gesamt	96	%
Hals-Mittelstückdefekte	gesamt	42	%
Flagellumdefekte	gesamt	16	%
Zytoplasmatischer Tropfen		0	%
Rundzellen	0	x 10⁶/ml	

Motilität	a)	b)	c)	d)
sofort	0%	21%	40%	39%

a = % Sp. mit schneller progressiver Motilität
b = % Sp. mit langsam progressiver Beweglichkeit
c = % Sp. mit nichtprogressiver Beweglichkeit
d = % unbewegliche Spermatozoen

normal a + b + c ≥ 40 % oder
a + b ≥ 32%

Diskontinuierliche Präparation mit SpermFilter[R]

Aufbereitung von 1,3 ml Ejakulat.			
Motilität	a)	b)	c)	d)
sofort	79%	14%	5%	2%
Verdünnung	Konzentration:	51 x10⁶/ml	

Die aufbereiteten Spermien werden immer in 500 µl Kulturmedium resuspendiert.

Biochemische Untersuchungen

Fruktose initial	(1000 - 5000 µg/ml)	Roche	µg/ml
Zitronensäure	(2,5 - 8,0 mg/ml)	Roche	mg/ml
α - Glukosidase	(ab 20 U/l)	Epi-Screen™	U/l
Carnitin	(150 - 517 nmol/ml)		nmol/ml
Zink	(>1,2 µmol/ml)		µmol/ml

Bakteriologie angelegt

Vitalitätstest (Eosin 0,5%) ≥ 58% vital 63 %

s.F. = siehe Flagellumstörung   n.e. = nicht auswertbar

Immunanalytik

AK gegen Spermatozoen   < 20 U/ml

MAR - Test   negativ

IgG	direkt		(< 50 %)		
vor SpermFilter[R]	positiv ☐	6 %	negativ ☒		
nach SpermFilter[R]	positiv ☐	%	negativ ☐		
IgA	direkt		(< 50 %)		
vor SpermFilter[R]	positiv ☐	20 %	negativ ☒		
nach SpermFilter[R]	positiv ☐	%	negativ ☐		

Chromosomenanalyse: i.A.

Hormonanalytik

PSA gesamt	(< 4 µg/l)		µg/l
TSH	(0,27-2,5 mIU/l)		mIU/l
SHBG	(10 - 57 nmol/l)		nmol/l
17-β-Östradiol	(< 45 pg/ml)		pg/ml
Inhibin B	(130-400 ng/l)		ng/l
FSH	(< 6 mIE/ml)		mIE/ml
LH	(1,7-8,6 mIE/ml)		mIE/ml
Prolaktin	(4,04-15,2 ng/ml)		ng/ml
Testosteron	(1,93-8,36 ng/ml)		ng/ml

Beurteilung:

Teratozoospermie